AF329907

TRAITÉS

DE MORALE

D'HIPPOCRATE.

TRAITÉS

D'HIPPOCRATE,

DES PRÉCEPTES,
DE LA DÉCENCE,
DU MÉDECIN,

Traduits en Français, et le Texte en regard, revu et corrigé sur les Manuscrits de la Bibliothèque du Roi, avec l'Analyse de ces Traités.

Par M. le Chevalier de MERCY,

Docteur en Médecine de la Faculté de Paris, Médecin du bureau de charité du 8e arrondissement, Membre associé et honoraire de plusieurs Académies nationales et étrangères, Professeur particulier du Cours de la Doctrine d'Hippocrate, autorisé par son Excellence le Grand-Maître de l'Université et par le Conseil Royal de l'Instruction Publique.

DÉDIÉS AU ROI.

A PARIS,

DE L'IMPRIMERIE DE J.-M. EBERHART,
IMPRIMEUR DU COLLÈGE ROYAL DE FRANCE,
Rue du Foin Saint-Jacques, n. 12.

1824.

AVERTISSEMENT.

On pourra apprécier le but d'utilité
des mémoires que j'ai publiés, pour le
rétablissement d'une chaire d'Hippocrate, (1) par le passage suivant, qui
tiendra lieu ici d'avant-propos sur la
nécessité d'expliquer les traités de morale du philosophe de Cos (p. 22
in-4°). « Que seroit-ce si j'essayois de
parler de la morale et de la philoso-

---

(1) Ces mémoires ont été agréés deux fois
par la Chambre des députés, et par l'Académie
des Sciences, qui en a ordonné le dépôt dans
sa Bibliothèque. Lettre de l'Institut du 10 Février 1823. Séances de la Chambre des députés
des 7 Février 1820 et 24 Janvier 1822. Voir le
Moniteur et autres journaux des 8 et 25 desdits
mois.

phie, au moins pour ce qui concerne
la conduite des jeunes médecins? Lancés
dans le monde, dès qu'ils quittent les
bancs de l'école, ils exercent la profession qui exige le plus de garanties
morales : la société entière leur est
pour ainsi dire livrée, avant qu'ils
soient citoyens. On ne voit, on ne lit,
dans aucuns prolégomènes à la tête des
ouvrages modernes, un seul passage
qui ait le moindre rapport au caractère
moral du médecin. La philosophie mo-
derne a ses principes; nous en avons
fait l'expérience. Les recherches anato-
miques, et les études plus compliquées
d'histoire naturelle, d'après des ta-
bleaux synoptiques ou par gradation
des êtres selon leur perfectibilité, n'ont
d'autre influence sur les jeunes gens,
que de leur montrer la nature livrée
aux caprices d'un sort bizarre; ou plutôt à la force des élémens qui se com

binent sans cesse, et se détruisent mu-
tuellement en laissant après eux l'idée de
la destruction et de la mort. Les auteurs
Grecs nous feroient mieux apprécier le
pouvoir d'un Être supérieur, qui régit
l'univers; car Hippocrate a semé, dans
ses traités philosophiques, les idées les
plus propres à faire germer dans le
cœur des néophytes qu'il veut initier
aux secrets de son art, l'amour du bien,
du beau, et les sentimens de vertu qui
font estimer le médecin. En effet, pour
se former une idée du contraire, il ne
s'agit que de comprendre dans le même
anathême les hommes religieux et ceux
qui professent l'art le plus honorable,
pour déconsidérer ce qu'il y a de plus
utile dans le monde, et reléguer ainsi la
vertu au théâtre : on tranche bientôt
après sur le tout, et le public devient
alors victime de l'infidélité des mœurs.

§. XXVII.

Pour prévenir ces fautes, je citerai surtout les excellens traités de la décence, du médecin, de la loi, du serment, des préceptes et de l'art de la médecine contre ses détracteurs, qui seroient expliqués séparément, pour la partie morale, dans le cours de la doctrine d'Hippocrate. Les médecins sont reçus dans la société, et rendent des services importans, dont la gratitude publique devient la récompense. Les bons principes doivent ainsi être gravés de bonne heure dans la mémoire des élèves, et faire partie de leurs premières études. Ici nous n'avons que l'embarras du choix parmi les excellens traités du philosophe de Cos. Il prévient les désordres des passions, les écarts de l'imagination, l'infidélité des sens, les regards indis-

crets, les soins tardifs ou superflus ;
en un mot le médecin est ici l'égal des
dieux , comme le veut Homère. Ce
vif désir de perfection de mœurs est
exprimé avec la même force, par
Hippocrate , qui en fait une loi aux
médecins. Je ne peux trop insister sur
cet article, qui sera sans doute apprécié
de Mᵍʳ le Grand-Maître de l'Université,
dont le talent et les lumières ont été si
bien accueillis par le Monarque légis-
lateur. La religion doit présider surtout
aux travaux de l'esprit humain : voilà
la meilleure garantie que nous avions
l'espérance d'obtenir de la sagesse de
l'auguste successeur de Saint Louis et
de l'auteur de la Charte constitution-
nelle.

PRÉFACE.

Jᴇ crois ne pouvoir me dispenser
de publier ces traités, qui avec le
Serment et la Loi, déjà mis au jour
dans le tome 1ᵉʳ des œuvres d'Hippocrate (1) complètent les Préceptes de
morale, en médecine. Ces ouvrages

(1) Une décision spéciale de son Excellence
le Grand-Maître de l'Université et du Conseil
Royal de l'Instruction publique, fondée sur
l'utilité *de l'explication du texte des œuvres
d'Hippocrate, selon l'esprit des écrits de ce
Père de la médecine*, m'ayant conféré le droit
d'enseigner la doctrine d'Hippocrate, aux
élèves de la Faculté de Médecine de Paris, en
exécution de la loi du 14 frimaire, an 3, non
abrogée; pour me conformer à cette décision,
le Gouvernement se doit à lui-même de l'ac-
cueillir de tout son pouvoir; puisque les traités
qui doivent être commentés et expliqués sont tous
traduits en français texte en regard, et classés

que je dois expliquer se rattachant
essentiellement à la démonstration
de la vraie doctrine et à l'exposition des principes de morale dans
l'enseignement public de la médecine (1), j'ai dû me circonscrire dans
de justes bornes. Le Traité des
préceptes, l'un des plus importans,
qui doit servir de guide aux praticiens, leur trace des devoirs à rem-
plir envers les malades ; et à ces
derniers, des obligations envers les
médecins. Chacun y reconnoîtra la
tolérance philosophique, dont on
retrouve les sages maximes dans tous
les écrits du Prince des médecins.

---

pour la première fois en un corps régulier de
préceptes invariables pour la pratique de l'art de
guérir. 10 vol. in-12. Voyez le Moniteur du 6
Janvier 1824.

(1) Ordonnance Royale du 2 février 1823.

ANALYSE DU TRAITÉ

DES PRÉCEPTES.

LE livre des Préceptes a toujours passé pour le chef-d'œuvre de morale du
philosophe de Cos ; il concerne ex-
clusivement les médecins. Quoique
nous soyons fort éloignés du temps où
Hippocrate a vécu, il n'en est pas moins
vrai, que les maximes de sagesse qui
sont ici exprimées recommandent par-
ticulièment cet écrit, dégagé de tous
les faux principes, contraires à l'art
de guérir. Noblesse des sentimens ,
dignité des dogmes , désintéressement
parfait , amour de l'humanité, dévouement à l'art, choix des expres-
sions , classification nette des idées ,
exposition claire et facile du sujet ; tels

sont les caractères d'une composition
éminemment philosophique, qui seule
feroit honneur au beau talent d'Hippocrate.

Remarquons d'abord les premières no-
tions d'idéologie : la perception des idées
par les sens , quoique matérielle , laisse
un champ libre à l'esprit pour perce-
voir et classer les sujets de la pensée. Ce
n'est point ici le lieu de discuter si ce point
exclusif de doctrine ne mérite pas
beaucoup d'exceptions ; mais il est si
dangereux en médecine d'agir d'après l'i-
magination dénuée de faits qui appuient
le raisonnement, que notre auteur a dû
évidemment considérer le danger des
applications fortuites à la pratique médicale. Que sont généralement les systé-
mes, sinon des conceptions plus ou moins
vastes d'idées que l'imagination a re-
cueillies ? l'expérience prononce tôt ou
tard anathême contre les sectaires. Ce

n'est pas chose facile de convaincre les novateurs, qu'ils s'éloignent surtout de la méthode suivie par le divin vieillard, quand ils ne prennent pas pour modèle la nature, dont les phénomènes se passent sous nos yeux, dans l'étude ordinaire des symptômes des maladies : que nous reste-t-il donc à faire, à nous qui tenons à très-grand honneur de suivre les traces du Maître? Notre seule occupation doit être de combattre les fausses doctrines ; car, comme le remarque le Père de la médecine, ce ne sont pas les inventeurs des systêmes qui en supportent les dangereuses conséquences, « comme si ce n'é
» toit pas assez de la violence des mala
» dies pour accabler des êtres souffrans,
» que leur position rend d'autant plus
» malheureux et plus dignes d'égards. »

Il n'y a pas jusqu'aux hommes étrangers à la science, dont on ne puisse profiter des découvertes, tant le but

de l'art de guérir doit être simple et
naturel. Je conviens que dans l'origine,
les sciences physiques n'avoient point
assez éclairé la médecine, pour qu'il
fût possible de suivre une autre route;
mais avons-nous découvert la vaccine par
les progrès de la chimie, de la physique,
de la botanique, de l'histoire naturelle?
Je ne parle pas des expériences qui tor-
turent les animaux vivans. Quoi qu'il
en soit, le vieillard de Cos n'est point
exclusif : il veut au contraire que nous
profitions des découvertes, et que nous
en fassions usage dans la pratique de la
médecine, non d'après des suppositions
gratuites, mais en nous guidant sur l'expérience d'accord avec les faits soumis
au raisonnement : telle est et sera toujours la conduite sage d'un médecin
éclairé, ami de son art et de l'humanité.
Rien n'est si juste que de récompenser de
ses peines et de ses soins, celui qui a

sacrifié son temps et ses veilles, et souvent sa fortune, pour acquérir l'instruction consacrée au soulagement de ses semblables. Notre philosophe veut que l'intérêt personnel ne l'emporte jamais sur la gloire de l'art. Encore qu'il y ait des malades assez ingrats pour méconnoître le prix de la reconnoissance, le médecin doit en pareille circonstance se montrer généreux, bien différent de ces hommes qui font un trafic honteux d'un art noble et utile, dont l'intérêt général doit seulement servir aux progrès de l'instruction. La coutume règle surtout les honoraires des médecins ; se faire payer d'avance, en exigeant impérieusement un prix trop élevé, seroit aussi contraire à la décence, que déshonorant pour l'art.

Les grandes opérations de chirurgie font ici exception : l'humanité des médecins, d'accord avec la fortune des ma-

lades, conciliera toujours tous les suffra-
ges ; il y a bien quelquefois des préten-
tions exagérées de la part de ceux qui
doivent leur santé aux ministres de l'art;
mais , loin de faire du scandale, il vaut
mieux, dit Hippocrate, suivre l'exemple
des marins qui abandonnent aux flots en
courroux leurs richesses, pour se sauver
eux-mêmes. On doit plaindre quiconque est ingrat.

Quant aux hommes indignes de pro-
fesser la médecine, qui fréquentent les
places et les marchés, et qui entrepren-
nent toutes sortes de guérisons; si les
malades se confondent en vaines promesses, ceux qui leur prodiguent leurs soins,
combattent à-peu-près à armes égales ;
mais s'il y a injustice d'une part, elle est
encore plus grande de l'autre, parce que
ceux qui souffrent ne méritent jamais
d'être punis.

Une bonne complexion dépend es-

sentiellement d'une excellente constitution physique qui élabore et perfectionne les humeurs par la chaleur du
sang et par la respiration. Il faut connoître au moins de mémoire la situation des
organes, pour bien saisir la démonstration
des signes ; voilà une exacte définition
de la tâche du médecin.

Loin de considérer indifféremment ce
sujet, notre célèbre auteur entre dans des
explications très-étendues, relativement
aux consultations en médecine pour
trouver des ressources dans des occasions
périlleuses, où l'expérience ordinaire se
trouve quelquefois en défaut; mais le
conseil du Maître est surtout ici d'éviter
les longues contestations et de montrer
beaucoup d'égards, tels que se les doivent
des confrères les uns envers les autres.
Combien l'envie et la jalousie ne sont-
elles pas des passions odieuses, puisque
le Père de la médecine affirme avec

serment que les raisonnements d'un médecin éclairé, s'ils excitoient la haine de
ses collègues, au lieu d'attirer leur bien-
veillance, prouveroient alors une jalousie
digne de mépris ? Mais l'amour propre
s'offense facilement de la moindre contra-
diction qui dégénère souvent en aigreur.
Fuyez, dit encore le Père de la médecine,
ces vains discoureurs, qui recherchent
les assemblées publiques, en captant
l'attention du vulgaire par des discours
figurés et par l'affèterie de leurs manières
et de leur style, et surtout en invoquant
le témoignage des poètes, car rien ne
ressemble plus au vain bourdonnement
du frelon. Toutes ces pensées appar-
tiennent en propre au Père de la médecine; je n'y ai rien ajouté, ni changé.

Nous devons terminer par faire remarquer enfin la négligence de ceux qui
embrassent trop tard l'étude très-étendue
de la médecine; ce seroit bien pis aujour-

d'hui si le Maître pouvoit être témoin des connoissances infinies que l'on veut ajouter à la pratique médicale. Quoiqu'il en soit, bornons-nous à l'utile; et, à l'exemple du vieillard de Cos, disons-le hautement : Les malades ne doivent accorder leur confiance aux médecins, qu'à condition qu'ils réuniront à l'instruction puisée aux sources, l'expérience et la pratique médicale (1).

______

(1) L'expérience est ici bien différente des essais que l'on tente généralement sur les animaux vivans, sans en excepter le genre humain : elle consiste surtout, suivant le vieillard de Cos, dans l'habitude sûre et facile de traiter les malades par divers traitemens ou moyens de guérison; en prenant toujours pour terme de comparaison les maladies elles-mêmes, et non les sujets bien portans, qui sont alors étrangers aux phénomènes morbifiques, par le seul fait qu'ils jouissent de la santé.

ΙΠΠΟΚΡΑΤΟΥΣ

ΠΑΡΑΓΓΕΛΙΑΙ.

ΧΡΟΝΟΣ ἐςὶν, ἐν ᾧ καιρὸς, καὶ καιρὸς, ἐν
ᾧ χρόνος οὐ πουλύς. Ἄκεσις χρόνῳ· ἔςι δὲ,
ἡνίκα καὶ καιρῷ. Δεῖ γε μὴν, ταῦτα εἰδότα,
μὴ λογισμῷ πρότερον πιθανῷ προσέχοντα
ἰητρεύειν, ἀλλὰ τριβῇ μετὰ λόγου. Ὁ γὰρ
λογισμὸς μνήμη τίς ἐςι ξυνθετικὴ τῶν μετ᾽
αἰσθήσεως ληφθέντων· ἐφαντασιώθη γὰρ ἐναρ-
γέως· ἥτε αἴσθησις προπαθὴς καὶ ἀναπομπὸς
ἐοῦσα εἰς διάνοιαν τῶν ὑποκειμένων. Ἡ δὲ
παραδεξαμένη πολλάκις, οἷς, ὅτε καὶ ὁμοίως,
ταῦτα τηρήσασα καὶ ἐς ἑωυτὴν καταθεμένη,
ἐμνημόνευσε. Συγκαταινέω μὲν οὖν καὶ τὸν
λογισμὸν, ἤν περ ἐκ περιπτώσιος ποιῆται τὴν
ἀρχὴν, καὶ τὴν καταφορὴν ἐκ τῶν φαινομένων

TRAITÉ D'HIPPOCRATE

DES PRÉCEPTES.

—

LE temps renferme l'occasion ; l'occasion est comprise dans la durée fugitive du moment : la guérison consiste quelquefois dans le temps, et quelquefois dans l'occasion. Il faut d'après cette connoissance être prêt à l'obtenir, non par des discours vraisemblables, mais par la pratique d'accord avec le raisonnement. En effet, ce dernier n'est qu'un enchaînement bien coordonné dans la mémoire des objets perçus par les sens ; alors l'imagination les distingue clairement. La sensation est une première affection qui renvoie à l'esprit les objets extérieurs qui lui sont soumis. Celui-ci, après avoir reçu plusieurs fois les mêmes

μεθοδεύη. Ἐκ γὰρ τῶν ἐναργέως ἐπιτελεομένων
ἣν τὴν ἀρχὴν ποιήσηται ὁ λογισμὸς, ἐν δια-
νοίης δυνάμει ὑπάρχων εὑρίσκεται, παραδε-
χομένης αὐτῆς ἕκαστα παρ' ἄλλων.

β. Ὑποληπτέον οὖν, τὴν φύσιν ὑπὸ τῶν
πολλῶν καὶ παντοίων πρηγμάτων κινηθῆναί τε
καὶ διδαχθῆναι, βίης ὑπεούσης. Ἡ δὲ διάνοια
παρ' αὐτῆς λαβοῦσα ὡς προεῖπον, ὕστερον εἰς
ἀληθείην ἤγαγεν. Εἰ δὲ μὴ ἐξ ἐναργέος ἐφόδου,
ἐκ δὲ πιθανῆς ἀναπλάσιος λόγου, πολλάκις
βαρείην καὶ ἀνιαρὴν ἐπήνεγκε διάθεσιν. Οὗτοι
δὲ ἀνοδίην χειρίζουσι, Τί γὰρ ἂν ἦν κακὸν,
ἢν τὰ ἐπιχείρια ἐκομίζοντο, οἱ τὰ τῆς ἰητρικῆς
ἔργα κακῶς δημιουργέοντες; νῦν δὲ τοῖσιν
ἀναιτίοισιν ἐοῦσι τῶν καμνόντων ὁκόσοισιν
οὐχ ἱκανὴ ἐφαίνετο ἐοῦσα τοῦ νοσέειν βίη.

impressions qu'il compare et s'applique à lui-même, se les rappelle au besoin. Je loue donc le raisonnement, pourvu qu'il provienne des choses mêmes qui tombent sous les sens et de leur transmission méthodique à la pensée, d'après des effets visibles et naturels; car il est clair que, si le raisonnement prend sa source dans les objets fidèlement représentés, il sera d'autant plus capable de les soumettre à l'intelligence, qui perçoit chaque chose par les sens.

2. Il faut donc en conclure que la nature est excitée et éclairée par toutes sortes de moyens; et, en vertu d'une force intérieure. L'esprit qui perçoit, ainsi que je l'ai dit, les sensations est conduit ensuite à la vérité; si d'ailleurs il ne se dirige pas clairement par cette voie, mais seulement sur des probabilités, il ne se guide le plus souvent que d'après des dispositions tardives et incertaines. Voilà comment on s'égare dans cette fausse route. Quel inconvénient y auroit-il d'ailleurs, si les sujets incapables, qui remplissent si mal le but de

εἰ μὴ ξυνέλθοι τῇ τοῦ ἰητροῦ ἀπειρίῃ; περὶ
μὲν οὖν τουτέων ἅλις ἔςω διειλεγμένα.

γ. Τῶν δ' ὡς [ἐκ] λόγου μόνου ξυμπεραινο-
μένων, μὴ εἴη ἐπαύρασθαι. Τῶν δὲ ὡς ἔργου
ἐνδείξιος. Σφαλερὴ γὰρ καὶ εὔπταιςος ἡ μετ'
ἀδολεσχίης ἰσχύρησις. Διὸ καὶ καθόλου δεῖ
ἔχεσθαι τῶν γινομένων, καὶ περὶ ταῦτα μὴ
ἐλαχίςως γίγνεσθαι, ἢν μέλλῃ ἕξειν ῥηϊδίην καὶ
ἀναμάρτητον ἕξιν, ἢν δὴ ἰητρικὴν προσαγο-
ρεύομεν. Κάρτα γὰρ μεγάλην ὀφελίην περιποιήσει τοῖσί γε νοσέουσι, καὶ τοῖσι τουτέων
δημιουργοῖσι. Μὴ ὀκνέειν δὲ παρὰ ἰδιωτέων
ἱςορέειν, ἤν τι δοκέει ξυμφέρον, εἰς καιρὸν
θεραπίης. Οὕτω γὰρ δοκέω τὴν ξύμπασαν
τέχνην ἀναδειχθῆναι, διὰ τὸ ἐξ ἑκάςου τοῦ
τέλεος τηρηθῆναι, καὶ εἰς ταυτὰ ξυναυλισθῆναι.

la médecine, recueilloient seuls le prix de leur imprévoyance ? Maintenant ce n'est pas assez de la violence des maladies pour accabler les victimes, si l'on n'y joint encore l'inexpérience des médecins ! mais c'est assez avoir discouru sur ce sujet.

5. On ne peut parvenir seulement par des discours à acquérir les succès que l'on désire, comme la seule vue des objets ne suffit pas : toute affirmation emphatique est ainsi dangereuse ou fausse. Il faut en général s'en rapporter aux faits et n'y être pas peu versé, si l'on veut acquérir cette habitude sûre et facile, que l'on nomme la pratique de la médecine, car elle est très-utile aux malades et aux médecins. On ne doit pas négliger dans l'occasion de prendre les renseignemens des hommes étrangers à la science, si quelque chose d'inconnu peut ainsi être révélé et concourir à la guérison. L'art de la médecine me paroît ainsi démontré, puisqu'il doit son origine aux conséquences des faits recueillis et mis en ordre.

δ΄. Προσέχειν οὖν δεῖ περιπτώσει τε τῇ ὡς ἐπιτοπουλύ. Καὶ μετ' ὠφελίης καὶ ἠρεμαιότητος μᾶλλον, ἢ ἐπαγγελίης, καὶ ἀπολογίης τῆς μετὰ πρήξιος.

ε΄. Χρήσιμος δὲ καὶ ποικίλος τῶν προσφερομένων τῷ νοσέοντι, καὶ ὁ προορισμὸς, ὅτι μόνον τι προσενεχθὲν ὠφελήσει. Οὐ γὰρ ἰσχυρήσιος δεῖ. Πάντα γὰρ τὰ πάθη διὰ πολλὰς περιςάσιας καὶ μεταβολὰς μονῇ τινι προσκαθίζει.

ϛ΄. Παραινέσιος δ' ἂν καὶ τοῦτο ἐπιδειχθείη τῆς θεωρίης. Εἰ γὰρ ἄρξαιτο παρὰ μισθαρίων· ξυμβάλλει γάρ τι καὶ τῷ ξύμπαντι· τῷ μὲν ἀλγέοντι τοιαύτην διανόησιν ἐμποιήσεις, τὴν ὅτι οὐκ ἀπολιπὼν αὐτὸν πορεύσῃ, μὴ ξυνδεμένος, καὶ ὅτι ἀμελήσεις, καὶ οὐχ ὑποθήσεις

4. Il est ainsi nécessaire le plus ordinairément de s'en rapporter aux objets extérieurs, qui frappent les sens, avec le desir de se rendre le plus utile possible aux malades, et toujours en se conduisant avec modestie, bien plutôt que d'après de belles promesses, qui ordinairement ont besoin d'apologie après l'action.

5. L'usage varié des choses permises aux malades, ne doit pas se borner seulement à ce qui a été utile; il n'est donc pas besoin de se circonscrire forcément : car, les maladies, soit par diverses circonstances, soit par divers changemens, ont toutes une certaine durée.

6. Ce point de théorie a besoin d'une sorte d'avertissement qui est de savoir, si l'on commencera par fixer une récompense pour prix des soins du médecin? c'est l'usage général qui mérite ici d'être consulté. Vous donnerez ainsi la confiance aux malades, que vous ne les abandonnerez pas ; au con-

τινὰ τῷ παρεόντι. Ἐπιμελεῖσθαι δεῖ οὖν περὶ
ςάσιος μισθοῦ.

ζ'. Ἀχρηςον γὰρ ἡγεύμεθα ἐνθύμησιν ὀχλεο-
μένου τὴν τοιαύτην, πουλὺ δὲ μᾶλλον, ἐν ὀξεῖ
νοσήματι. Νόσου γὰρ ταχύτης καιρὸν μὴ
διδοῦσα ἐς ἀνατροφήν, οὐκ ἀποτρέψει τὸν
καλῶς ἰητρεύοντα ζητεῖν τὸ λυσιτελές, ἔχεσθαι
δὲ δόξης μᾶλλον. Κρέσσον οὖν σωζομένοισιν
ὀνειδίζειν, ἢ ὀλεθρίως ἔχοντας προμύσσειν.
Καίτοι ἔνιοι νοσέοντες ἀξιοῦσι τὸ ξενοπρεπές
καὶ τὸ εὔδηλον προκρίνοντες, ἄξιοι μὲν ἀμελίης,
οὐ μέντοι γε κολάσιος, προκρίνοντες. Διὸ τουτέοισιν ἀντιτάξα εἰκότως μεταβολῆς ἐπὶ σάλου
πορευομένοισι. Τίς γὰρ, ὦ πρὸς διός, ἀδελ-
φισμένος ἰητρὸς ἰητρεύει πίςει ἢ ἀτεραμνίη.
Ὥς τ' ἐν ἀρχῇ ἀνακρινέοντας πᾶν πάθος, καὶ
ὑποθέσθαί τινα ξυμφέροντα ἐς θεραπίην,
ἀποθεραπεῦσαί τε τὸν νοσέοντα καὶ μὴ παρι-

traire, si vous ne fixez rien, ils croiront qu'ils seront négligés, et que vous ne vous occupe- rez point de leurs maux. Il faut donc dans quelques cas tranquilliser les malades, en leur fixant le prix des soins.

7. Nous ne croyons pas d'ailleurs, qu'il soit très-utile d'y songer, surtout s'il s'agit d'une affection très-aiguë, dont la promptitu- de n'en laisse par le temps, et ne peut engager le médecin à chercher le lucre plutôt que sa propre gloire. Il vaut donc beaucoup mieux, en pareille circonstance, avoir à se plaindre de ceux que l'on a sauvés, que de troubler l'esprit des malades qui sont affectés mor- tellement ; quoiqu'il y ait à la vérité cer- tains d'entr'eux, qui réclament le droit d'hospitalité, s'imaginant qu'il est toujours facile de leur procurer la guérison ; mais, s'ils sont dignes de peu de soins, ils ne méritent pas néanmoins d'être punis; on doit justement s'opposer à leurs maux, comme les marins, dans la tempête, résistent à une mer orageuse : car, par Jupiter, quel est le médecin dont la générosité fraternelle ne lui

δεῖν; Τῆς δ' ἐπικαρπίης, μὴ ἄνευ τῆς ἐπισκευα-
ζούσης πρὸς μάθησιν ἐπιθυμίης.

η'. Παρακελεύομαι δὲ μὴ λίην ἀπανθρωπίην
εἰσάγειν, ἀλλ' ἀποβλέπειν ἔς τε περιουσίην καὶ
οὐσίην. Ὁτὲ δὲ καὶ προῖκα, ἀναφέρων μνήμην
εὐχαριςίης προτέρην, ἢ παρεοῦσαν εὐδοκιμίην.
Ἢν δὲ καιρὸς εἴη χορηγίης ξένῳ τε ἐόντι καὶ
ἀπορέοντι, μάλιςα ἐπαρκέειν τοῖσι τοιουτέ-
οισιν. Ἢν γὰρ παρῇ φιλανθρωπίη, πάρεςι καὶ
φιλοτεχνίη.

fasse préférer la guérison par la confiance
qu'il inspire , plutôt que de montrer une
dureté inhumaine? Ainsi, dès le commencement, après s'être bien mis au fait de toute
l'histoire de la maladie, à l'effet de prescrire
le traitement approprié , il faut aussitôt
entreprendre la guérison , et ne point
négliger sous aucun prétexte les malades.
Quant à l'intérêt qu'on en retire, que ce
soit avec le desir de le faire servir à l'instruction.

8. J'exhorte particulièrement à ce sujet
les médecins , de ne point exiger de récompense avec dureté, mais au contraire
d'avoir égard à l'aisance et aux moyens d'un
chacun, avec la plus grande humanité. Quelquefois même le médecin doit visiter les
malades gratuitement , conservant le souvenir de leur reconnoissance préférable-
ment à l'espoir du lucre. Que si l'occasion
se présente de secourir un étranger ou un
indigent, il leur deviendra un hôte généreux,
en contribuant de ses deniers à leur guéri-

θ΄. Ἔνιοι γὰρ νοσέοντες, ἡσθημένοι τὸ περὶ
ἑωυτοὺς πάθος μὴ ἐὸν ἐν ἀσφαλεῖη, καὶ τῇ
τοῦ ἰητροῦ ἐπιεικείῃ εὐδοκιμέουσι μεταλλάσ-
σοντες ἐς ὑγιείην. Εὖ δ᾽ ἔχει νοσέοντων μὲν
ἐπιστατέειν, ἕνεκεν ὑγίης· ὑγιαινόντων δὲ
φροντίζειν, ἕνεκεν ἀνοσίης. Φροντίζειν καὶ
ὑγιαινόντων, ἕνεκεν εὐσχημοσύνης.

ι΄. Οἱ μὲν οὖν ἐόντες ἐν βυθῷ ἀτεχνίης,
τῶν προλελεγμένων οὐκ ἂν αἰσθάνοιντο. Καὶ
γὰρ οὗτοι ἀνίητροι ἐόντες, ἔλεγχοι καὶ ἐκ πο-
δὸς ὑψευμένοι, τύχης γε μὴν δεόμενοι, ὑπό
τινων εὐπόρων καὶ ξενῶν ἔνδοσιν ἀναλαμβά-
νονται. Ἑκάτεροι ἐπὶ τεύχεσιν εὐδοκιμέοντες
καὶ διαπίπτοντες ἐπὶ τὸ χεῖρον, καταχλιδῶσι
καταμεμελεηκότες, τὰ τῆς τέχνης ἀνυπεύθυνα.

ια΄. Ἐφ᾽ οἷς ἂν ἰητρὸς ἀγαθὸς ἀκμάζοι ὁμό-

son. Car si la philanthropie excite l'amour de l'humanité, il en est de même de l'art.

9. Il est en effet quelques personnes qui, ayant été à portée de juger elles-mêmes du danger où elles se sont trouvées, se sont fait gloire de devoir à l'humanité du médecin, leur prompt retour à la santé. Comme il est très-utile de savoir bien régler les malades pour leur guérison, il ne l'est pas moins de veiller à la conservation des personnes bien portantes; ne fût-ce que par décence et par égard pour l'humanité, on leur doit des conseils et des soins pour les préserver des maladies.

10. Mais ceux qui sont plongés dans l'abîme de l'ignorance ne sentiront point ce que je viens de dire; car, n'étant point médecins, ces êtres enorgueillis d'une fausse gloire, encore plus avides de fortune, se font également rétribuer du riche et du pauvre; ils ne songent ensuite qu'à satisfaire leur cupidité pour se perdre de plus en plus dans la débauche et pour négliger entièrement une profession dont ils abusent impunément.

2

τέχνος καλεόμενος. Ὁ δὲ τὰς ἀκέσιας ἀναμαρ-
τήτους ῥηϊδίως ἐπιτελέων, οὐδὲν τουτέων
παραβαίη, οὐ παντὶ σπάνει τοῦ δύνασθαι. Οὐ
γὰρ ἄπιστός ἐστιν ὡς ἐν ἀδικίῃ. Πρὸς γὰρ θεραπίην οὐ γίνονται, σκοπέοντες διάθεσιν φλεγγώ-
δεα, φυλασσόμενοι ἑτέρων ἰητρῶν ἐπεισαγωγήν.
Αἰνοῦντες ἐν μισοπονηρίῃ βοηθήσιος.

ιβ'. Οὔτε νοσέοντες ἀνιώμενοι, νήχονται ἐπὶ
ἑκατέρῃ μοχθηρίῃ, μὴ ἐγκεχειρηκότες ἑαυτοὺς
ἕως τέλους τῇ ἐν τῇ τέχνῃ πλείονι θεραπηίῃ.
Ἄκεσις γὰρ νούσου τινὸς κάμνοντι παρέχει μεγάλην ἀλεωρήν. Διὸ δεόμενοι τὴν ὑγιεινὴν διάθεσιν, οὐκ ἐθέλουσι τὴν αὐτὴν χρῆσιν αἰεὶ
προσδέχεσθαι, ὁμοιοῦντες ἰητροῦ ποικιλίῃ.

11. Au contraire le vrai médecin ne se sépare jamais des devoirs de sa profession dont il s'honore de porter dignement le nom ; ses soins empressés lui procurent des guérisons exemptes de reproches; il ne manque de rien même vis-à-vis de l'indigent dans ses plus pressans besoins. Il n'est pas sans foi, ni probité, comme ceux qui passent leur vie dans le dol et la fraude : ces derniers ne considérant effectivement toute tentative de guérison, que comme un moyen de faire du bruit dans le monde, évitent avec soin d'appeler d'autres médecins, et dans leur détestable envie, vantent eux-mêmes leur propre secours.

12. Les malades pleins d'anxiétés nagent entre ces deux écueils, ou de n'être point guéris tout-à-fait, ou de n'avoir pas suivi jusqu'à la fin un traitement complet prescrit par l'art; car dans quelques cas d'affections très-aiguës, il y a au moins des exemples de guérisons qui consolent l'humanité. Il arrive néanmoins à ceux qui ont le plus besoin de fortifier leur constitution, de ne

ιζ'. Πολυτελείης γὰρ ἀπορέουσιν οἱ νοσέοντες, κακοτροπίῃ προσκυνεῦντες καὶ ἀχαριστεῦντες. Εὐτυχεῖν, δυνατοὶ δ' ἐόντες, εὐπορέειν, διαυτλίζονται. Περὶ μισθαρίων ἀτρεκέως ἐθέλοντες ὑγιέες εἶναι εἵνεκεν ἐργασίης τόκων, ἢ γεωργίης, ἀῤῥωντιζέοντες περὶ αὐτέων λαμβάνειν. Παρασημασίης τοιαύτης ἅλις ἔσω. Λύσεις γὰρ καὶ ἐπίτασις νοσέοντος, ἐπινέμησιν ἰητρικὴν κέκτηνται.

ιη'. Οὐχ ἄσχημον δὴ, οὐ δ' ἢν τις ἰητρὸς ξενοχωρέων τῷ παρεόντι ἐπί τινι νοσέοντι καὶ ἐπισκοτεόμενος τῇ ἀπειρίῃ, κελεύοι καὶ ἑτέρους εἰσάγειν, εἵνεκα τοῦ ἐκ κοινολογίης ἱστορῆσαι τὰ περὶ τὸν νοσέοντα, καὶ συνεργοὺς γενέσθαι ἐς εὐπορίην βοηθήσιος. Ἐν γὰρ κακοπαθίης παρεδρίῃ ἐπιτείνοντος τοῦ πάθεος, δι' ἀπορίην τὰ πλεῖστα ἐκκλίνουσι τῷ παρεόντι. Θαῤῥητέον οὖν ἐν καιρῷ τοιούτῳ. Οὐδέποτε γὰρ ἐγὼ τὸ τοιοῦτο ὁριεῦμαι, ὅτι ἡ τέχνη κέκριται.

vouloir pas attendre le moment d'en jouir,
et de changer souvent de médecin.

13. Ces malades, à défaut de fortune, sont
bassement rampans et ordinairement ingrats;
s'ils sont riches, ils s'épuisent en promesses,
voulant à tout prix être assurés de leur
guérison; ils vous accordent sans peine
le fruit de leur industrie, ou le produit de
leurs terres, mais ne s'en inquiètent nul-
lement dans la suite. Cet avertissement
doit suffire : car la rémission ou la violence
des douleurs exige à proportion les secours
de la médecine.

14. Il n'est point messéant à un médecin
qui se trouve embarrassé par défaut d'expérience, d'appeler d'autres collègues
pour se concerter avec eux sur l'état d'un
malade, afin de trouver des secours plus
efficaces, en réunissant leurs efforts si-
multanés. En effet, dans le cours d'une
maladie dangereuse, dont la violence
s'accroît à chaque moment, il échappe
une foule de choses par la perplexité même où l'on se trouve. Il faut donc s'armer

ιε΄. Καὶ περὶ τουτέου μηδέποτε φιλονεικέειν, προσκυρίοντας ἑωυτοῖσι κατασιλλαίνειν. Ὁ γὰρ ἂν μεθ' ὅρκου ἐρέω, οὐδέποτε ἰητροῦ λογισμὸς φθονήσειεν ἂν ἑτέρῳ. Ἀκιδνὸς γὰρ ἂν φανείη. Ἀλλὰ μᾶλλον οἱ ἀγχιστεύοντες ἀγοραίης ἐργασίης πρήσσουσι ταῦτα εὐμαρέως. Καίτοι γε οὐδὲ ψευδέως κατανενόηται. Πάσῃ γὰρ εὐπορίῃ, ἀπορίη ἔνεστι.

ιϛ΄. Μετὰ τουτέων δὲ πάντων, μέγα ἂν τεκμήριον φανείη ξὺν τῇ οὐσίῃ τῆς τέχνης, εἴ τις καλῶς ἰητρεύῃ, προσαγορεύσιος τοιαύτης μὴ ἀποσταίη. Κελεύων τοῖσι νοσέουσι, μηδὲν ὀχλεῖσθαι κατὰ διάνοιαν, ἐν τῷ σπεύδειν ἀφικέσθαι ἐς καιρὸν σωτηρίης. Ἡγεύμεθα γὰρ

de courage : car je ne sache pas pouvoir
fixer ce que l'art peut juger en dernier res-
sort.

15. Il importe sur ce point de ne pas
élever de contestations orageuses, et encore
moins de se railler les uns les autres : car
j'affirme avec serment que la raison qui
éclaire un médecin n'excitera jamais la haine
d'un autre médecin ; autrement ce seroit
évidemment méprisable ; ce doit être bien
plutôt la ressource de ces êtres errans, qui
fréquentent les places publiques et les marchés, pour y exercer leur trafic. Ce n'est
pas sous ce faux point de vue, que l'on a
été forcé de consulter en médecine ; car
la disette s'y fait quelquefois sentir au
milieu des richesses.

16. Une grande preuve surtout de
l'existence de l'art me paroît démontrée,
s'il se trouve quelque praticien habile,
qui ne dédaigne pas d'appeler d'autres médecins. Il s'agit alors d'engager les malades
à ne point se troubler au moment où l'on
recherche avec zèle les moyens de les con-

ἀχρηστίην, καὶ προτασσόμενός γε οὐ διαμαρτήσει.

ιϛʹ. Αὐτοὶ μὲν γὰρ οἱ νοσέοντες, διὰ τὴν ἀλγεινὴν διάθεσιν ἀπαυδέοντες, ἑωυτούς τε μεταλλάσσουσι τῆς ζωῆς. Ὁ δὲ ἐγκεχειρισμένος τὸν νοσέοντα, ἐὰν ἀποδείξῃ τὰ τῆς τέχνης ἐξευρέματα, σώζων οὐκ ἀλλοίην φύσιν, ἀποίσει τὴν παρεοῦσαν ἐπικαρπίην, ἢ τὴν παραυτίκα ἀπιστίην.

ιηʹ. Ἡ γὰρ τοῦ ἀνθρώπου εὐεξίη, φύσις τις ἐστὶ φύσει περιπεποιημένη, κίνησιν οὐκ ἀλλοτρίην, ἀλλὰ λίην τὰ εὐαρμοσεῦσα πνεύματί τε καὶ θερμασίῃ, καὶ χυμῶν κατεργασίῃ. Πάντῃ τε, καὶ πάσῃ διαίτῃ, καὶ τοῖσι ξύμπασι δεδημιουργημένη. Ἢν μή τις ἐκ γενετῆς ἢ ἀπ' ἀρχῆς, ἔλλειμμα ᾖ. Ἢν δ' ἂν γένηταί τι ἐξίτηλον ἐόντος, πειρᾶσθαι ἐξομοιοῦν τῇ ὑποκειμένῃ. Παρὰ γὰρ φύσιν τὸ μινύθημα καὶ διὰ χρόνου.

duire au temps de la guérison. Nous ne croyons pas cette précaution inutile; quiconque s'en occupera d'avance , ne se trompera point dans l'occasion.

17. En effet , les malades les plus patiens toujours languissans , paroissent découragés , et se soucient peu de quitter la vie : celui qui aura entrepris de les traiter et leur aura donné connoissance des découvertes de l'art , toutefois en suivant la voie la plus naturelle , recueillera le fruit de ses soins, ou perdra sur le champ la confiance.

18. La meilleure complexion consiste dans une certaine constitution physique qui se perfectionne d'elle -même , et non par des changemens, absolument étrangers. Elle est l'effet d'une harmonie parfaite entre la chaleur et la respiration pour l'élaboration des humeurs. En général l'art de la médecine sert à l'entretenir ou à l'améliorer, soit par le régime, soit par d'autres moyens, pourvu qu'il n'y ait ni vice de nais-

ιθ. Φευκτέη δὲ καὶ τρίψις ἐπικρατίδων διὰ
προσκύρησιν ἀκέσιος· ὀδμή τε περίεργος. Διὰ
γὰρ ἱκανὴν ἀξυνεσίην, διαβολὴν κέκτησαι· διὰ
δὲ τὴν ὀλίγην, εὐσχημοσύνην. Ἐν γὰρ μέρει,
πόνος ὀλίγος, ἐν πάσῃ, ἱκανός. Εὐχαριστίην
δὲ οὐ περιαιρέω. Ἀξίη γὰρ ἰητρικῆς προστασίης.
Προσθέσιος δὲ δι’ ὀργάνων, καὶ σημαντικῶν
ἐπιδείξιος, καὶ τῆς τοιουτοτρόπων μνήμην
παρῆναι.

κ. Ἢν δὲ καὶ εἵνεκα ὁμίλου θέλῃς ἀκρόησιν
ποιήσασθαι, οὐκ ἀγακλεῶς ἐπιθυμέεις. Μὴ

sance, ni disposition contre nature ; s'il y a qeulque partie plus foible , on tâchera de la fortifier en la rendant tout-à-fait semblable aux autres ; ce qui existe alors en ce genre se corrige avec le temps.

19. Pour jouir d'une certaine autorité dans l'art de guérir, il faut éviter avec soin de paroître en public, en se frottant avec des mouchoirs , ou avec des parfums ; car cette inconséquence appelle ensuite sur l'art la dérision et la calomnie. Un mal partiel est peu de chose : il est plus grand lorsqu'il se communique généralement. Il faut seulement avoir une propreté décente. Je ne défends donc pas aux médecins d'avoir une certaine élégance , qui même est un ornement de l'art. Il faut savoir au moins de mémoire , la situation des différens organes , pour la démonstration des signes et des autres ob-jets de ce genre.

20. Si vous voulez paroître devant une assemblée pour y être écouté, que ce ne soit pas dans le dessein d'une vaine gloire ,

μέντοι γε μετὰ μαρτυρίης ποιητικῆς. Ἀδυναμίην
γὰρ ἐμφαίνει φιλοπονίης. Ἀπαρνέομαι γὰρ εἰς
χρῆσιν ἑτέρην, φιλοπονίην μετὰ πόνου ἱςο-
ριευμένην· διὸ ἐν ἑωυτῇ μούνῃ, αἵρεσιν ἐοῦσαν
χαρίεσσαν. Περιποιήσει γὰρ κηρῆνος μετὰ
παρακομπῆς ἑτοιμοκοπίην.

κά. Εὐκτέη δὲ καὶ διάθεσις ἐκτὸς ἐοῦσα
ὀψιμαθίης. Παρεόντων μέν, οὐδὲν ἐπιτελέει·
ἀπεόντων δὲ, μνήμη ἀνεκτή. Γίνεται τοίνυν
πάμμαχος ἀτυχίη, μετὰ λοιμίης νεαρῆς.
Ἀφροντιςεῦσα εὐπρεπίης, ὁρισμοῖς τε καὶ
ἐπαγγελίη, ὅρκοις τε παμμεγαθέσι θεῶν, εἵνεκεν ἰητροῦ προςατέοντος νούσου, ἀναγνώσιος
ξυνεχείης, κατηχήσιός τε ἰδιωτέων φιλαλυςέων
λόγοις ἐκ μεταφορῆς διαζηλευόμενου, καὶ πρὶν ἢ
νούσῳ καταπορίω ξυνηθροισμένοι.

ni pour citer des passages de poésie ; car c'est
une preuve d'impuissance et de peu d'amour
du travail. Je désapprouve absolument toute
recherche historique, auroit-elle même coûté
beaucoup de travail, si elle est étrangère au
but qu'elle doit avoir. La médecine seule
doit présenter des choix utiles ; autrement, le médecin travaillera par une
vaine ostentation, en imitant le bourdonnement du frelon.

21. Il est aussi à souhaiter d'avoir une vo-
cation pour la médecine, qui ne soit pas trop
tardive, afin de se faire initier de bonne
heure aux secrets de l'art, si l'on ne veut
s'exposer à ne point recueillir le fruit d'une
mémoire heureuse pleine du passé. Il y a
donc une mauvaise fortune qui combat le
but essentiel de la médecine, et qui est en
quelque sorte une peste nouvelle : elle consiste dans le mépris des définitions de l'art,
tandis que le médecin pour s'opposer à la
maladie, emploie de belles promesses,
même sous la foi du serment, et en prenant les dieux tout-puissans à témoins de

κδ΄. Τῶν μὲν οὖν τοιουτέων ὅποι ἂν καὶ
ἐπιστατήσαιμι, οὐκ ἂν ἐπὶ θεραπηίης ξυλλόγου.
Αἰτήσαιμι δ᾽ ἂν θαρσαλέως βούσθην, ἱστορίης
γὰρ εὐσχήμονος σύνεσις ἐν τουτέοισι διεσπαρ-
μένη. Τουτέων οὖν δι᾽ ἀνάγκην ἀξυνέτων ἐόντων
παρακελεύομαι χρησίμην εἶναι τὴν τριβὴν μεθ᾽
ὑστέρησιν δογμάτων ἱστορίης. Τίς γὰρ ἐπιθυμεῖ
δογμάτων μὲν πολυσχιδίην ἀτρεκέως ἐθέλειν
ἱστορέειν μήτε χειροτριβίης ἀτρεμεόντι; Διὸ
παραινέω τουτέοισι, λέγουσι μὲν, προσέχειν·
ποιέουσι δὲ, ἐγκόπτειν.

sa science ; citant continuellement ses lectu-
res et empruntant à la métaphore ses tours
hardis pour imposer ainsi par des discours
figurés à des hommes sans instruction que
le zèle et l'inquiétude ont rassemblés près
du malade, pour s'instruire d'avance sur sa
situation.

22. Toutes les fois donc que je serois ap-
pelé en pareille circonstance, je n'entame-
rois point de discussion, mais je demanderois
sans balancer à celui qui traite la maladie,
les moyens de guérison. A la vérité de tels
raisonneurs possèdent bien quelques connoissances éparses, historiques sur l'art de
la médecine ; mais ils sont nécessairement
dépourvus de science. Toutefois je les exhorte à acquérir une expérience utile, s'il
leur est possible, après s'être privés des
vrais principes. Eh ! qui oseroit l'espérer,
avec la meilleure volonté d'y parvenir, sans
le secours de l'expérience et de la pratique,
puisque ces dogmes ou principes sont infi-
nis ! C'est pourquoi j'avertis ici d'écou-
ter attentivement ces vains discoureurs,

κγ΄. Ξυνεσταλμένης διαίτης, μὴ μακρὴν ἐγχει-
ρέειν, τοῦ κάμνοντος χρονίην ἐπιθυμίην
ἀνίησι. Καὶ ξυγχωρίη ἐγχρονίη νούσου. Ἢν
τις προσέχῃ τυφλῷ τὸ δέον, ὡς μέγας φόβος
φυλακτέος. Καὶ χάριν, δι᾽ ἧς ἑνότης.

κδ΄. Πέρος αἰρνιδίη, ταραχὴ φυλακτέη.

κε΄. Ἀκμὴ ἡλικίης, πάντα ἔχει χαρίεντα·
ἀπόληξις δὲ, τοὐναντίον.

κϛ΄. Ἀσαφίη δὲ γλώττης γίνεται, ἢ δια
πάθος, ἢ διὰ τὰ οὔατα. Πρίν τε πρότερα ἐξ-
αγγεῖλαι, ἕτερα ἐπιβαλεῖν· ἢ πρὶν τὸ διανενοη-
μένον εἰπεῖν, ἕτερα ἐπιδιανοεῖσθαι. Τὸ μὲν
ἄνευ πάθους ὁρατοῦ λελεγμένου μάλιστα ξυμβαίνει φιλοτεχνοῦσιν. Ἡλικίη, σμικροῦ ἐόντος
τοῦ ὑποκειμένου, δύναμις ἐνίοτε πάμπολυς.

mais de ne point s'y fier dans la pratique.

23. Ne faites point observer trop long-temps une diète austère dans les maladies longues : elle détruit lentement l'appétit ; trop d'indulgence en prolonge aussi le terme ; par exemple : quel inconvénient grave n'y auroit-il pas à accorder à un aveugle tout ce qu'il demanderoit et qui l'exposeroit à un danger imminent, quoiqu'il eût désiré ce qu'il demande comme l'unique grâce !

24. Évitez avec soin les changemens subits de l'air.

25. Tous les attraits de la beauté brillent du plus pur éclat dans la fleur de la jeunesse ; c'est le contraire dans la vieillesse.

26. L'embarras de la parole provient ou de maladie ou d'un vice de l'ouïe ou de trop de promptitude dans la pensée avant celle qui la suit, ou de confusion des idées, qui ne permet pas d'annoncer clairement ce que l'on veut. Cette difficulté de la parole, qui n'est point l'effet d'un vice particulier, est naturelle à ceux qui s'appliquent aux sciences ; mais, dans l'âge tendre, lors-

κζ΄. Νούσου ἀταραξίη, μῆκος σημαίνει,
Κρίσις δὲ, ἀπόλυσις νούσου.

κη΄. Σμικρὴ αἰτίη ἄκεσι λύεται· ἢν μήτι
περὶ τόπον καίριον πάθη.

κθ΄. Διότι ξυμπάθησις ὑπὸ λύπης ἐοῦσα
ὀχλέει, ἐξ ἑτέρου συμπαθείης τινὲς ὀχλεῦνται.
Καταύδησις λυπέει.

λ΄. Φιλοπονίης κρατερῆς ὕπο, παραίτησις.

λα΄. Ἀλυώδης τόπος ὀνησιφόρος.

ΤΕΛΟΣ ΤΟΥ ΒΙΒΛΙΟΥ.

que c'est peu de chose , on a beaucoup de moyens d'y remédier.

27. Le défaut de trouble dans les maladies, annonce des longueurs ; elles se terminent alors par solution.

28. Une cause morbifique légère se détruit avec facilité , pourvu que le siège n'en soit pas dans des parties nobles.

29. Comme il arrive que la tristesse nous affecte péniblement et se communique par sympathie , il y a des maladies qui naissent semblablement.

30. Le grand bruit est nuisible dans les maladies ; le grand travail exige de l'indulgence.

31. L'habitation des lieux voisins de la mer est quelquefois utile.

FIN DU LIVRE.

ANALYSE DU TRAITÉ

DE LA DÉCENCE.

Le vrai caractère du médecin est ici tracé de main de maître avec une rare habileté. C'est moins une esquisse qu'un tableau parfait des qualités qui honorent le talent du médecin dans sa profession. On y reconnoît la simplicité de mœurs, la délicatesse de sentimens, l'honneur des devoirs, l'amour de l'humanité, la pureté ou la chasteté, comme le cortège des vertus, qui embellit la vie et les actions du célèbre philosophe de Cos. Le maître s'élève surtout contre la fausse sagesse, qui prétend tout connoître par une vaine curiosité, pour nier ensuite le pouvoir de

la Divinité. Jamais peut-être opposition
ne fut plus grande entre notre auteur
et les charlatans ou les sophistes qui con-
testoient l'immortalité de l'ame , pour
soutenir les dogmes absurdes du maté-
rialisme. Toutefois n'oublions pas de
remarquer la recommandation expresse
qu'Hippocrate a faite aux médecins ,
d'avoir une connoissance utile des dieux.
Je dis utile ; car , que nous importe, di-
ront certains auteurs , qu'Hippocrate
ait fait mention à l'article du serment ,
d'Apollon, dieu de la médecine, d'Es-
culape, d'Hygie, de Panacée, des dieux
et déesses du paganisme et même de
Jupiter! néanmoins, ce seroit réellement
soutenir un sophisme que de raisonner
ainsi : car en possédant les seuls frag-
mens de la philosophie de Socrate, sur
l'immortalité de l'ame, comme le ma-
nuel *d'Épictète*, le traité de *Cébes*, sur
la sagesse; ou les écrits de *Cicéron*, sur

la philosophie, surtout son traité *de la nature des dieux*, nous aurions déjà une connoissance suffisante de la Divinité et de sa sagesse pour former notre raison et nous engager à aimer Dieu.

Si l'on ne fait aucune attention à ces écrits et que l'on néglige entièrement les principes de la morale dans l'exercice de l'art de guérir, le médecin qui doit être philosophe et avoir une force d'ame presque divine, ne sera plus qu'égoïste, dur, inhumain, impie, athée ou matérialiste. Il s'abandonnera au luxe et à la débauche ; en un mot il sera tout-à-fait semblable à ces êtres vils qui déshonorent la médecine.

Il ne considèrera plus les hommes que comme les esclaves ou les jouets de leurs passions ou de leurs besoins physiques, vivant sans règles et sans frein victimes de l'aveugle destin et des maladies qui dévorent le genre humain. La

peste elle-même ne seroit plus qu'un fleuron de la couronne de l'aveugle fortune; elle seroit respectée et n'inspireroit plus aucune précaution sanitaire. C'est encore ce que l'on voit aujourd'hui en Turquie, où le peuple, imbu du fatalisme, vit à peu près étranger aux progrès de la civilisation Européenne.

Mais quoi de plus naturel que de remonter aux causes premières qui en nous éclairant sur les lois physiques, nous aident efficacement à faire des conquêtes dans l'empire même de la mort? nous parvenons ainsi à nous délivrer d'un fléau redoutable que notre seule raison a réellement fait disparoître, par la seule connoissance des lois physiques et chimiques.

Si l'on ne peut nier l'existence de ces lois, soit dans la durée et l'arrangement du globe terrestre, soit dans la combinaison des élémens, nous conviendrons que nos découvertes, qui sont immen-

ses , en nous aidant à créer des substances factices pour nous préserver des
épidémies, deviennent la conséquence
même des progrès des sciences physiques et naturelles.

Mais quels sont les sujets les plus ca-
pables de nous donner une haute idée de
la divine sagesse qui régit tous les corps,
et règle la marche des astres et de l'univers, que ces découvertes elles-mêmes,
ou ces secrets arrachés à la nature ! En
conclurons-nous que l'homme ne doit rien
alors à la divinité, quand il est parvenu
par la seule connoissance des lois physiques à remonter à l'origine et aux
causes des maladies ? non sans doute :
quel seroit en effet le fruit du raisonnement si l'on nie les prémices !

Comment voudroit-on prouver l'existence de la providence qui gouverne le
monde intellectuel, et ne pas admettre
en même temps l'exercice de son pou-

voir suprême sur l'organisation de l'homme soumis comme les autres corps aux lois physiques et naturelles ?

Sous le rapport moral et religieux, l'établissement du Christianisme présente d'immenses avantages sur toutes les religions : l'égalité parfaite entre les hommes soumis aux mêmes besoins et reconnoissant un même Dieu ; la disparition de l'ignorance et de la superstition, sa compagne ; l'abolition des sacrifices humains fruit d'une idolatrie grossière et de l'esclavage ; la civilisation des nations barbares et sauvages ; la suppression dans l'ancien paganisme d'un mélange de cruautés, de débauches et d'extravagances, décoré du nom de culte de *Cérès*, de Jupiter, de Bacchus, de *Mercure*, *d'Apollon* ; la perfection des dogmes religieux par la révélation ; la publication de l'Evangile qui est l'aliment de l'instruction du riche et du pauvre ; enfin l'institution du fonds et

de l'essentiel de la religion par l'aban-
don de vaines cérémonies consacrées
par des Hécatombes ; l'aspect du ridicule et de l'amas des rites , sous lesquels
succomboient la raison et la piété sincère, qui inspirent de grandes vertus
pratiques , lesquelles succédant aux
principes de la vraie sagesse , enseignée
de temps immémorial dans la Bible et
dans les écrits des anciens philosophes
ont revêtu une origine toute divine. Ce
tableau doit nous suffire pour nous faire
aimer la religion chrétienne et pour la
rendre respectable surtout aux yeux des
médecins, qui sont pour ainsi dire chaque jour , exposés par les fonctions
mêmes de leur ministère aux ravages
de la mort, et qui par conséquent doivent être encore plus religieux que les
autres hommes, en contemplant pour
ainsi dire à chaque moment toutes les
vicissitudes de la fortune, la fragilité
et les désastres de la vie.

ΙΠΠΟΚΡΑΤΟΥΣ

ΠΕΡΙ

ΕΥΣΧΗΜΟΣΥΝΗΣ.

———

Ουκ ἀλόγως οἱ προβαλλόμενοι τὴν σοφίην πρὸς πολλὰ εἶναι χρησίμην, ταύτην δὴ τὴν ἐν τῷ βίῳ. Αἱ γὰρ πολλαὶ πρὸς περιεργίην φαίνονται γεγενημέναι. Λέγω δὲ αὗται, αἱ μηδὲν χρέος τῶν πρὸς ἃ διαλέγονται. Ληφθείη δ' ἂν τουτέων μέρεα ἐς ἐκεῖνα. Ἢ ὅτι οὐκ ἀργίη, οὐ δὲ μὴν κακίη. Τὸ γὰρ σχολάζον καὶ ἄπρηκτον ζητέει ἐς κακίην καὶ ἀφέλκεται. Τὸ δ' ἐγρηγορὸς καὶ πρός τι τὴν διάνοιαν ἐντετακὸς ἐφειλκύσατό τι τῶν πρὸς καλλονὴν βίου τεινόντων ἑωυτοῦ, τουτέων τὰς μηδὲν ἐς χρέος πιπτούσας διαλέξιας. Χαριεστέρη γὰρ καὶ πρὸς ἕτερόν μέν τι ἐς τέχνην πεποιημένη. Τέχνην δὲ πρὸς

TRAITÉ D'HIPPOCRATE

DE LA

DÉCENCE.

---

1. CEUX qui ont vanté la sagesse pour son utilité générale dans les rapports ordinaires de la vie, ont raisonné juste ; toutefois je ne parle pas de cette vaine curiosité qui cherche à connoître beaucoup de choses inutiles ; quoiqu'il y ait à la vérité certaines parties dont il n'est pas impossible d'obtenir quelque avantage , car il n'y a point de vice , où il n'y a point d'oisiveté. Or l'oisiveté et l'inoccupation recherchent le vice : au contraire, l'assiduité et la méditation dans les discussions, même sur les sujets les plus indifférens, en triomphent utilement pour la décence et pour l'ornement de l'art. Mais la

εὐσχημοσύνην καὶ δόξαν. Πᾶσα γὰρ ἡ μὴ μετ᾽
αἰσχροκερδείης καὶ ἀσχημοσύνης, κἀκείνοισι
μέθοδός τις ἐοῦσα τεχνικὴ ἐργάζεται, ἀλλ᾽, εἴγε
μὴ πρὸς ἀναιτίην δημευται. Νέοι τε γὰρ αὐτέοισιν ἐμπίπτουσιν· ἀκμάζοντες δὲ δι᾽ ἐντρο-
πίην, ἱδρῶτας τίθενται βλέποντες. Πρεσβύται δὲ,
διὰ πικρίην, νομοθεσίην τίθενται ἀναίρεσιν ἐκ
τῶν πόλεων. Καὶ γὰρ ἀγορὴν ἐργαζόμενοι οὗτοι
κατὰ βαναυσίης ἀπατέοντες· καὶ ἐν πόλεσιν
ἀνακυκλέοντες οἱ αὐτοί.

β΄. Ἴδοι δέ τις καὶ ἐπ᾽ ἑωυτος, καὶ τῇσιν
ἄλλῃσι περιγραφῇσι. Κἂν γὰρ ἔωσιν ὑπερηφα-
νέως κεκοσμημένοι, πουλὺ μᾶλλον φευκτέοι,
καὶ μισητέοι τοῖσι θεωμένοισίν εἰσι. Τὴν δὲ
ἐναντίην χρειώδες σκοπέειν, οἷς οὐ διδακτὴ
κατασκευή, οὐδὲ περιεργίη.

vraie sagesse, je parle de celle qui se lie à la médecine dont elle fait la gloire et l'agrément, est toute autre; car quelque profession que ce soit, qui ne se propose pas pour but, un gain déshonnête ou la vanité, si elle n'est pas exercée frauduleusement, exige une méthode sûre ou artificielle : autrement les jeunes gens sont confiés à des corrupteurs; et lorsqu'ils parviennent à la fleur de l'âge, ils ne peuvent plus soutenir leur présence sans frémir ; dans leur vieillesse, la haine les porte à faire des lois, qui les chassent des villes ; car ce sont ces charlatans qui fréquentent les places publiques en affichant le luxe pour faire des dupes dans toutes les cités qu'ils parcourent.

2. Cependant, qui ne les reconnoîtroit à leur costume, et à d'autres traits ? Leur affectation recherchée pour paroître magnifiquement en public, devroit au contraire les faire haïr et en éloigner les curieux, tandis qu'un extérieur décent et l'attention d'éviter tout ornement étranger ou une

ζ΄. Ἔκ τε γὰρ περιβολῆς καὶ τῆς ἐν ταύτῃ
εὐσχημοσύνης, καὶ ἀφελίης, οὐ πρὸς περιεργίην
πεφυκυίης· ἀλλὰ μᾶλλον πρὸς εὐδοξίην. Τό,
τε σύννουν, καὶ τὸ ἐν νῷ πρὸς ἑωυτοὺς διακεῖσθαι πρός τε τὴν πορείην, οἵτε ἑκάςῳ σχήματι
τοιοῦτοι. Ἀδιάχυτοι. Ἀπερίεργοι· πικροὶ πρὸς
τὰς συναντήσιας· εὔθετοι πρὸς τὰς ἀποκρίσιας·
χαλεποὶ πρὸς τὰς ἀντιπτώσιας· πρὸς τὰς ὁμοιό-
τητας εὔςοχοι καὶ ὁμιλητικοί. Εὔκρητοι πρὸς
ἅπαντας. Πρὸς τὰς ἀναστάσιας σιγητικοί· πρὸς
τὰς ἀποσιγήσιας ἐνθυμηματικοὶ καὶ καρτερικοί·
πρὸς τὸν καιρὸν εὔθετοι καὶ λημματικοί· πρὸς
τὰς τροφὰς, εὔχρηστοι καὶ αὐτάρκεες· ὑπομονη-
τικοὶ πρὸς καιρὸν, πρὸς ὑπομονήν. Πρὸς λόγους
ἀνυστοί· πᾶν τὸ ὑποδειχθὲν ἐκφέροντες· εὐςε-
πίη χρώμενοι· κάριτι διατιθέμενοι· δόξῃ τῇ ἐκ
τουτέων διϊσχυριζόμενοι· ἐς ἀληθείην πρὸς τὸ
ὑποδειχθὲν, ἀποτελματιζόμενοι.

η΄. Ἡγεμονικώτατον μὲν οὖν τουτέων ἁπάν-

vaine curiosité, sont les attributs du vrai médecin.

3. En effet une mise soignée qui n'a rien de superflu ni d'affecté, convient bien mieux pour donner une bonne opinion de soi-même, et de la gravité qu'il faut avoir pour faire juger de la solidité du jugement ; de sorte que chacun se distingue, en quelque sorte, par son costume. Les vrais médecins ne sont ni vains, ni curieux, ni arrogans ; leur maintien est sévère, propre à imposer dans les discussions ; ils ont de l'habileté et de la fermeté dans les controverses, de l'affabilité avec leurs semblables, sont civils et modestes avec tous les autres ; silencieux dans les révoltes et les séditions ; réservés dans leurs réponses ; prompts à saisir l'occasion et patiens pour l'attendre ; sobres, tempérans ; clairs et solides dans leurs discours ; d'un abord facile et gracieux ; en un mot se proposant uniquement pour but la gloire de l'art et se consacrant entièrement à la recherche de la vérité.

4. Pour parvenir à toutes les qualités

3.

των τῶν προειρημένων, ἡ φύσις. Καὶ γὰρ οἱ
ἐν τέχνῃσιν ἢν προσῇ αὐτέοισι τοῦτο, διὰ πάντων τουτέων προπορεύονται τῶν προειρημένων.
Ἀδίδακτον γὰρ τὸ χρέος ἔντε τῇ σοφίῃ καὶ ἐν
τῇ τέχνῃ προσθεμένη διδαχθῇ, ἐς τὸ ἀρχὴν
λαβεῖν. Ἡ δὲ φύσις κατερρύη καὶ κέχυται. Τῇ
δὲ σοφίῃ, ἐς τὸ εἰδῆσαι τὰ ἀπ' αὐτέης τῆς φύσιος ποιεύμενα. Καὶ γὰρ ἐν ἀμφοτέροισι λό-
γοισι πολλοὶ κρατηθέντες, οὐδαμῇ σὺν ἀμφοτέ-
ροισιν ἐχρήσαντο τοῖσι πρήγμασιν ἐς δεῖξιν.
Ἐπὴν οὖν τις αὐτέων ἐξετάζῃ τὰ πρὸς ἀληθείην
τῶν ἐν ῥήσει τιθεμένων, οὐδαμῇ τὰ πρὸς φύσιν
αὐτέοισι χωρήσει. Εὑρίσκονται γοῦν οὗτοι
παραπλησίην ὁδὸν ἐκείνοισι πεπορευμένοι. Διό-
περ ἀπογυμνούμενος, τὴν πᾶσαν ἀμφιέννυνται
κακίην καὶ ἀτιμίην. Καλὸν γὰρ ἐκ τοῦ διδαχθέν-
τος ἔργου λόγος. Πᾶν γὰρ τὸ ποιηθὲν τεχνικῶς,
ἐκ λόγου ἀκηνέχθη. Τὸ δὲ ῥηθὲν τεχνικῶς, μὴ
ποιηθὲν δὲ, μεθόδου ἀτέχνου δεικτικὸν ἐγενή-
θη. Τὸ γὰρ οἴεσθαι μὲν, μὴ πρήσσειν δὲ, ἀμα-
θίης καὶ ἀτεχνίης σημεῖόν ἐστιν.

dont je viens de parler, la nature est le
meilleur guide; ceux qu'elle dirige dans les
autres arts y réussissent de la même manière; car l'usage dont le principe ne peut
se démontrer ni dans la sagesse ni dans
l'art qui s'y lie, est enseigné par la nature,
de manière à former le commencement de
la science. En effet, l'art de la médecine se
confond et se mêle avec la sagesse qui peut
également faire connoître les opérations de
la nature. Mais il arrive souvent que l'on se
laisse entraîner dans les discussions, vers
ces deux points extrêmes, de manière à ne
pouvoir plus les réunir dans la démonstration. Que si quelqu'un recherche alors la
vérité, la marche qu'il suivra ne sera plus
du tout conforme à la nature; au contraire,
il trouvera qu'elle s'en éloigne entièrement. C'est pourquoi ceux qui se séparent
des vrais principes, pour soutenir des opinions, se couvrent de honte et d'infamie.
Mais il est bien de n'enseigner que des
choses qui répondent au sujet. Tout ce
qui est exécuté selon les règles de l'art est

έ. Οἴησις γὰρ μάλιϛα ἐν ἰητρικῇ αἰτίην μὲν
τοῖσι κεχρημένοισιν, ὄλεθρον δὲ τοῖσι χρεο-
μένοισιν ἐπιφέρει. Καὶ γὰρ, ἢν ἑωυτοὺς ἐν λό-
γοισι πείσαντες, οἰηθῶσιν εἰδέναι ἔργον τὸ ἐκ
μαθήσιος, καθάπερ χρυσὸς φαῦλος ἐν πυρὶ κρι-
θεὶς, τοιούτους αὐτοὺς ἀπέδειξε. Καίτοι γε
τοιαύτη ἡ πρόῤῥησις ἀπαρηγόρητον εἰς σύνεσιν
ὁμογενέσιν ὡς ἔϛιν εὐθύ. Τὸ πέρας ἐδήλωσε
γνῶσις. Τῶν δ' ὁ χρόνος, καὶ τὴν τέχνην εὐο-
δία κατέϛησεν, ἢ τοῖσιν ἐς τὴν παραπλησίην
οἶμον ἐμπίπτουσιν τὰς ἀφορμὰς δήλους ἐποίη-
σε. Διὸ δεῖ ἀναλαμβάνοντα τουτέων τῶν προειρημένων ἕκαϛα, μετάγειν τὴν σοφίην ἐς τὴν
ἰητρικὴν, καὶ τὴν ἰητρικὴν ἐς τὴν σοφίην.

un effet de la raison , au lieu que ce qui est
dit artificiellement, et ne peut être pratiqué
de même , prouve une méthode factice et
incertaine : car avancer des opinions et ne
pouvoir rien exécuter , c'est un signe certain d'ignorance et de défaut d'art.

5. Les opinions surtout en médecine
condamnent ceux qui en font usage dans la
pratique, et tuent le plussouvent ceux qui s'y
fient. Ceux qui font de beaux discours et se
persuadent avoir une vraie connoissance des
objets , telle que celle qui s'apprend de
source , se découvrent eux-mêmes , comme
l'or faux se juge par le feu. Ces discours
généraux , qui n'ont aucun rapport direct
avec la science , ne peuvent conduire tout
de suite à la connoissance de l'art ; le temps
seul y est nécessaire, même pour faire réussir ceux qui sont dans le bon chemin , et
pour faire fructifier les progrès des hommes
qui suivent à peu près la même voie. C'est
pourquoi en résumant ce que nous avons
dit , il faut unir la sagesse à la médecine , et
la médecine à la sagesse.

ζ΄. Ἰητρὸς γὰρ φιλόσοφος, ἰσόθεος. Οὐ πολλὴ γὰρ διαφορὴ ἐπὶ τὰ ἕτερα. Καὶ ἔνι τὰ πρὸς σοφίην, ἐν ἰητρικῇ πάντα. Ἀφιλαργυρίη. Ἐντροπή. Ἐρυθρίησις. Καταστολή. Δόξα. Κρίσις. Ἡσυχίη. Ἀπάντησις. Καθαριότης. Γνωμολογίη. Εἴδησις τῶν πρὸς βίον χρηστῶν καὶ ἀναγκαίων, καθαρσίων. Ἀπεμπόλησις. Ἀδεισιδαιμονίη. Ὑπεροχὴ θεία. Ἔχουσι γὰρ ἃ ἔχουσι πρὸς ἀκολασίην, πρὸς βαναυσίην, πρὸς ἀπληστίην, πρὸς ἐπιθυμίην, πρὸς ἀφαίρεσιν, πρὸς ἀναιδείην ἐνιδεῖν. Αὕτη γὰρ ἡ γνῶσις τῶν προσιόντων, καὶ χρῆσις τῶν πρὸς φιλίην, καὶ ὡς ὁκοίως τὰ πρὸς τέκνα, πρὸς χρήματα. Ταύτῃ μὲν οὖν ἐπικοινωνὸς σοφίη τις.

η΄. Ὅτι καὶ ταῦτα τὰ πλεῖστα ὁ ἰητρὸς ἔχει. Καὶ γὰρ μάλιστα ἡ περὶ θεῶν εἴδησις ἐν νόῳ αὐτῇ ἐμπλέκεται. Ἐν γὰρ τοῖσιν ἄλλοισι πάθεσι

6. Le médecin philosophe est pour ainsi dire égal aux dieux : du moins n'y a-t-il pas une extrême différence, car tout ce qui peut relever le prix de la sagesse convient également à la médecine : le mépris des richesses, la prudence, la modestie, une vie chaste et pure, la modération, l'honneur, la justice, la décence, la gravité de la doctrine, la connoissance des purifications pour l'usage extérieur, l'éloignement d'un gain sordide, l'absence de superstition, et une force d'ame presque divine. Tout ce qui convient ici aux médecins, est également propre à réprimer l'imtempérance, l'ignorance, l'avarice, la convoitise, les rapines, et la concupiscence. De là dépend la connoissance que chacun doit avoir de ses devoirs envers ses amis, envers ses enfans, et dans toutes sortes de rencontres ; ainsi la médecine a une entière conformité avec la sagesse.

7. Le vrai médecin possède ainsi toutes les qualités qu'il faut avoir ; surtout la connoissance des dieux est profondément gravée dans son esprit ; dans toutes les mala-

καὶ ἐν συμπτώμασιν εὑρίσκεται τὰ πολλὰ πρὸς
θεῶν ἐντίμως κειμένη ἡ ἰητρική. Οἱ δὲ ἰητροὶ
θεοῖσι παρακεχωρήκασιν. Οὐ γὰρ ἔνι περιττὸν
ἐν αὐτέῃ τὸ δυναςεῦον. Καὶ γὰρ οὗτοι πολλὰ
μὲν μεταχειρέονται, πολλὰ δὲ καὶ κεκράτηται
αὐτέοισι δὶ ἑωυτέων. Ἁ δὲ καταπλεονεκτεῖ νῦν
ἡ ἰητρική, ἐντεῦθεν παρέξει. Τίς γὰρ ὁδὸς τῆς
ἐν σοφίῃ, ὧδε. Καὶ γὰρ αὐτέοισιν ἐκείνοισιν,
οὕτω δ' οὐκ οἴονται ὁμολογέουσιν ὧδε, τὰ
περὶ σώματα παραγενόμενα. Ἁ δὴ διὰ πάσης
αὐτῆς πεπόρευται, μετασχηματιζόμενα, ἢ μετα-
ποιούμενα. Ἁ δὲ, μετὰ χειρουργίης ἰώμενα. Ἁ
δὲ, βοηθούμενα, θεραπευόμενα ἢ διαιτώμενα.
Τὸ δὲ κεφαλαιωδέςατον ἔςω, ἐς τὴν τοιουτέων
εἴδησιν.

η΄. Οντων οὖν τοιουτέων, τῶν προειρημένων
ἁπάντων, χρὴ τὸν ἰητρὸν ἔχειν τινὰ εὐτραπελίην
παρακειμένην. Τὸ γὰρ αὐςηρὸν δυσπρόσιτον καὶ
τοῖσιν ὑγιαίνουσι καὶ τοῖσι νοσέουσι. Τηρεῖν

dies, et dans tous les symptômes, les médecins se montrent toujours respectueux et reconnoissans envers les dieux, avouant qu'ils leur sont inférieurs en tout, et leur rendant hommage, soit qu'ils opèrent la guérison des maladies, soit que celles-ci se terminent d'elles-mêmes ; croyant bien que l'art de la médecine tient toutes ses richesses de la même source. Or qui peut douter que la même route ne conduise à la sagesse ? Ceux qui en conviennent ne peuvent s'empêcher de reconnoître qu'il en est de même des accidens et des maladies du corps, dont la transformation ou la guérison dépend essentiellement de la médecine ; tous les secours et le soulagement qu'elle procure soit par la chirurgie, soit par le régime, ou de toute autre manière, servent en un mot à nous conduire à cette connoissance.

8. Or, d'après ce que je viens de dire, le médecin doit avoir de la douceur et de l'égalité dans le caractère, car l'âpreté éloigne également les malades et les personnes bien

δὲ χρὴ ἑωυτὸν ὅτι μάλιςα, μὴ πολλὰ φαί-
νοντα τῶν τοῦ σώματος μερέων· μὴ δὲ πολλὰ
λεσχηνευόμενον τοῖσιν ἰδιώτῃσιν, ἀλλά τ᾽ ἀναγκαῖα. Νομίζει γὰρ τοῦτο βίη εἶναι ἐς πρόσκλη-
σιν θεραπηίης. Ποιέειν δὲ κάρτα μηδὲν περιέρ-
γως αὐτίων, μὴ δὲ μετὰ φαντασίης. Ἐσκέφθαι
δὲ ταῦτα πάντα ὅκως ἦ σοι προκατηρτισμένα
ἐς τὴν εὐπορίην, ὡς δέοι. Εἰ δὲ μὴ, ἐπὶ τοῦ
χρέους ἀπορίη ἀεὶ ᾖ.

θ´. Μελετᾶν δὲ χρὴ ἐν ἰητρικῇ ταῦτα, μετὰ
πάσης καταςολῆς, περὶ ψηλαφίης, καὶ ἐγχρί-
σιος, καὶ ἐγκαταντλήσιος πρὸς τὴν εὐρυθμίην
τῶν χειρέων. Περὶ τιλμάτων. Περὶ σπληνῶν.
Περὶ ἐπιδέσμων. Περὶ τῶν ἐκ καταςάσιος.
Περὶ φαρμάκων, ἐς τραύματα, καὶ ὀφθαλμικά.
Καὶ τουτέων πρὸς τὰ γένεα. Ἵν᾽ ᾖ σοι προκατηρτισμένα, ὄργανά τε καὶ μηχαναὶ, καὶ σίδηρος ὁ ὀξύς. Ἡ γὰρ ἐν τουτέοισιν ἀπορίη, ἀμη-
χανίη καὶ βλάβη ἐςίν.

portantes. Il fera beaucoup d'attention sur
sa personne, de manière à ne point laisser
paroître trop de parties à découvert. Il ne
s'arrêtera point à discourir avec ceux qui
sont étrangers à la médecine, à moins qu'il n'y
soit forcé, autrement il feroit croire, qu'il
n'agit ainsi que pour briguer la confiance.
Il évitera de rien entreprendre par une
vaine curiosité ou par caprice. Tout ceci
doit être mûrement réfléchi, afin de trouver
dans l'occasion, toutes les ressources nécessaires, autrement la pénurie des secours se
fera toujours sentir.

9. Il doit aussi avoir soin d'agir avec une
grande décence dans l'usage des frictions,
des onctions, des douches ou fomentations,
et de montrer de la dextérité et de la célé-
rité dans l'application des bandages, des li-
gatures et de la charpie; et suivant les circonstances, avoir des médicamens tout pré-
parés, pour les plaies, pour les yeux, et
pour les autres cas semblables. En outre, il
doit se munir des instrumens, des ma-

ί. Ἔςω δέ σοι ἑτέρη παρέξοδος ἡ λιτοτέρη πρὸς τάς ἀποδημίας, ἡ διὰ χειρέων. Ἡ δ' εὐχερεςάτη διὰ μεθόδων οὐ γὰρ οἷόν τεδιέρχεσθαι πάντα τὸν ἰητρόν. Ἔςω δέ σοι εὐμνημόνευτα, φάρμακά τε καὶ δυνάμιες ἀπλαῖ, καὶ ἀναγεγραμμέναι, εἴπερ ἄρα ἐςὶν ἐν νόῳ καὶ τὰ περὶ νούσων ἰήσιος, καὶ οἱ τοιουτέων τρόποι, ὁσαχῶς, καὶ ὃν τρόπον περὶ ἑκάςων ἔχουσιν. Αὕτη γὰρ ἀρχὴ ἐν ἰητρικῇ, καὶ μέσα, καὶ τέλος. Προκατασκευάσθω δέ σοι, καὶ μαλαγμάτων γένεα, πρὸς τὰς ἑκάςων χρήσιας. Ποτήματα τέμνειν δυνάμενα, ἐξ ἀναγραφῆς ἐσκευασμένα πρὸς τά γένεα.

chines, et des ferremens nécessaires (1);
la pénurie des secours est alors blâmable et
prouve le défaut d'art.

10. Pour les voyages il se servira d'un
appareil plus simple et plus portatif; le plus
commode se règle d'après une méthode artificielle; car un médecin ne peut parcourir
généralement tous les maux; sa mémoire
doit seulement lui rappeler les médicamens
les plus simples, leurs vertus et leurs des-
criptions; et lorsqu'il entreprend la guérison des maladies, il doit également se souvenir du genre et des espèces de chacune
d'elles. C'est là le commencement, le centre
et la fin de la médecine. Il préparera des
emplâtres pour toutes sortes de cures; et
des potions incisives et apéritives suivant

____

(1) La lancette et les plus forts instrumens
de chirurgie sont ici visiblement indiqués par
les mots ὁ σίδηρος ὀξύς, *un fer aigu.*

ιά. Προητοιμάσθω δὲ καὶ τὰ πρὸς φαρμακίην
ἐς τὰς καθάρσιας εἰλημμένα, ἀπὸ τόπων τῶν
καθηκόντων, ἐσκευασμένα, εἰς ὃν δὴ τρόπον
πρὸς τὰ γένεα καὶ τὰ μεγέθεα ἐς παλαίωσιν με-
μελετημένα, τὰ δὲ πρόσφατα ὑπὸ τὸν καιρὸν, καὶ
τἆλλα κατὰ λόγον. Ἐπὴν δὲ ἐσίης πρὸς τὸν νοσέοντα, τουτέων σοι ἀπηρτισμένων, ἵνα μὴ ἀπο-
ρῇς, εὐθέτως ἔχων ἕκαστα πρὸς τὸ ποιησόμενον.

ιβ΄. Ἴσθι δὲ γινώσκων, ὃ χρὴ ποιέειν πρὶν ἢ
ἐσελθεῖν. Πολλὰ γὰρ οὐδὲν συλλογισμοῦ, ἀλλὰ
βοηθείης δεῖται τῶν πρηγμάτων. Προδιαστέλ-
λεσθαι οὖν χρὴ τὸ ἐκβησόμενον ἐκ τῆς ἐμπει-
ρίης. Ἔνδοξον γὰρ καὶ εὐμαθές. Ἐν δὲ εἰσόδῳ με-
μνῆσθαι καὶ καθέδρης· καὶ καταστολῆς· πε-

leurs vertus et leurs préparations générales
et particulières.

11. Il choisira aussi des médicamens
purgatifs, plus ou moins forts à raison
de l'exposition des lieux ; et de leurs diverses préparations suivant le genre et la manière dont on les emploie pour la guérison
des maladies anciennes, comme il y a aussi des formules particulières pour les maladies plus récentes. Tout cela doit ainsi
être préparé d'avance, afin qu'en entrant
chez un malade, rien ne manque dans l'occasion, en se réservant encore la possibi-
lité d'agir au besoin.

12. Avant de se présenter, il doit savoir
ce qu'il y a à faire, car il n'est pas nécessaire alors de beaucoup raisonner, mais
de porter des secours très-prompts. Sa propre expérience l'éclairera sur l'avenir ; il
lui sera glorieux et utile alors de le prédire.
Dans ses visites, il n'oubliera pas de s'ob-

ριστολῆς· Ἀνακυριώσεως· βραχυλογίης· Ἀτα-
ρακτοποιησίης· Προσεδρίης· Ἐπιμελείης· Ἀν-
τιλέξιος πρὸς τὰ ἀπαντώμενα· Πρὸς τοὺς ὄ-
χλους τοὺς ἐπιγινομένους εὐσταθίης τῆς ἐν
ἑωυτῷ· Πρὸς τοὺς θορύβους ἐπιπλήξιος. Πρὸς
τὰς ὑπουργίας, ἑτοιμασίης· Ἐπὶ τουτέοισι μέ-
μνησο παρασκευῆς τῆς πρώτης. Εἰ δὲ μή, τὰ
κατ' ἄλλα ἀδιάπτωτον· Ἐξ ὧν παραγγέλλεται
εἰς ἑτοιμασίην.

ιγ'. Ἐσόδῳ χρέο πυκνῶς, ἐπισκέπτεο ἐπι-
μελέστερον, τοῖσιν ἀπατεομένοισιν ἐπὶ τὰς μεταβολὰς ἀπαντῶν. ῥᾷον γὰρ ἴσῃ, ἅμα δὲ καὶ
εὐμαρέστερος ἔσῃ. Ἄστατα γὰρ ἐν ὑγροῖσι.
Διὸ καὶ εὐμεταποίητα ὑπὸ φύσιος καὶ ὑπὸ τύχης. Ἀβλεπτηθέντα γὰρ τὰ κατὰ τὸν καιρὸν
τῆς ὑπουργίης ἔφθασαν ὁρμήσαντα καὶ ἀνελόν-
τα. Οὐ γὰρ ἦν τὸ ἐπικουρῆσον. Πολλὰ γὰρ ἅμα
τὰ ποιέοντα τί χαλεπόν. Τὸ γὰρ καθ' ἓν κατ'
ἐπακολούθησιν εὐθετώτερον καὶ ἐμπειρότερον.

server soigneusement , de manière qu'en s'asseyant , il soit toujours décent et modeste ; conservant dans les discussions la gravité, l'autorité ; la brièveté dans ses réponses , et le calme sur toute sa personne. Il agira avec constance et fermeté pour apaiser le tumulte et réprimer le bruit : enfin, il sera zélé dans sa profession ; surtout qu'il se souvienne de porter avec lui le premier appareil ; sinon, pour n'être point pris en défaut , qu'il soit au moins muni des préparations secondaires qui ont été indiquées.

13. Qu'il visite souvent les malades ; qu'il les observe avec une grande attention, afin dans tous les changemens qui arrivent, qu'il puisse corriger les fautes qu'on aura faites ; par là, il les connoîtra plus facilement , et sera plus en état d'y remédier ; car tout ce qui se rapporte à l'homme est inconstant et mobile. C'est pourquoi il lui sera bien possible d'espérer des changemens soit par la nature, soit par la fortune ; mais s'il n'agit pas dans l'occasion comme son ministère le

ιδ΄. Ἐπιτηρεῖν δὲ δεῖ καὶ τάς ἁμαρτίας τῶν
καμνόντων, δι' ὧν πολλοὶ πολλάκις διεψεύσαντο
ἐν τοῖσι προσάρμασι τῶν προσφερομένων, ἐπεὶ
τὰ μιστὰ ποτήματα λαμβάνοντες, ἢ φαρμα-
κευόμενοι, ἢ θεραπευόμενοι, ἀνηρέθησαν. Καὶ
αὐτῶν μὲν οὐχ ὡς ὁμολογίαν τρέπεται τὸ
ποιηθέν· Τῷ δὲ ἰητρῷ τὴν αἰτίαν προσῆψαν.

ιε΄. Ἐσκέφθαι δὲ χρὴ καὶ τὰ περὶ ἀνακλί-
σεων. Ἃ μὲν αὐτέων πρὸς τὴν ἄρην, ἃ δὲ καὶ
πρὸς τὰ γένεα· οἱ μὲν γὰρ αὐτέων ἐς θρόνους·
οἱ δὲ, ἐς καταγείους καὶ σκοτεινοὺς τόπους.
Τάτε ἀπὸ ψόφων καὶ ὀσμῶν, μάλιστα δὲ ἀπὸ
οἴνου· χειριστοτέρη γὰρ αὕτη· φυγεῖν δὲ καὶ

lui prescrit, les progrès du mal l'en empê-
cheront et deviendront mortels en sa présence; car beaucoup de choses concourent
simultanément à aggraver tout de suite les
maladies, au lieu que ce qui arrive lentement,
donne plus de prix à l'expérience et se détruit plus facilement.

14. Il fera aussi beaucoup d'attention
aux fautes que peuvent commettre les malades; car il y en a beaucoup qui ont souvent éludé les ordonnances des médecins,
surtout par rapport aux alimens; et qui,
n'ayant pas pris les médicamens ou potions
qui leur étoient désagréables, et venant ensuite à être traités conséquemment ou par la
pharmacie ou par le régime sont péris subi-
tement; alors ceux-ci n'avouent point ce
qui a été fait; mais, ils accusent le médecin.

15. Il faut qu'il considère bien les lieux
où les malades reposent, soit par rapport
à la saison, soit par rapport à l'exposition;
car les uns sont hauts et aérés, et les autres
bas et obscurs. Il doit éviter le bruit et les
odeurs, mais surtout celle du vin, qui est

μετατιθέναι· Πρήσσειν δ' ἅπαντα ταῦτα ἡσύ-
χως, εὐσταλέως·

ις'. Μεθ' ὑπουργίης, τὰ πολλὰ τὸν νοσέοντα
ὑποκρυπτόμενον, ὧδε χρὴ παρακελεύοντα
ἱλαρῶς καὶ εὐδιεινῶς σφέτερα δὲ ἀποτρεπόμενον,
ἅμα μὲν ἐπιπλήσσειν μετὰ πικρίης καὶ ἐντά-
σεων, ἅμα δὲ παραμυθέεσθαι μετ' ἐπιστροφῆς
καὶ ὑποδέξιος, μηδὲν ὑποδεικνύντα τῶν ἐσομέ-
νων, ἢ ἐνεστώτων αὐτέοισι. Πολλοὶ γὰρ δι'
αἰτίην ταύτην ἐφ' ἑκάτερα ἀπεώλθησαν, διὰ
τὴν πρόρρησιν τὴν προειρημένην τῶν ἐνεστώτων, ἢ ἐπεσομένων.

ιζ'. Τῶν δὲ μανθανόντων ἔστω τις ὁ ἐφεστώς,
ὅκως τοῖσι παραγγέλμασιν οὐ πικρῶς χρήσηται·
ποιήσῃ δὲ ὑπουργίην τὸ προσταχθὲν ἐκλέγε-
σθαι δὲ ἀπ' αὐτέων ἤδη τοὺς ἐς τὰ τῆς τέχνης εἰ-
λημμένους, προσδοῦναί τι τῶν ἐς τὸ χρέος, ἢ

la plus incommode. Telles sont les choses qu'il faut fuir ou changer : tout cela doit se faire doucement et facilement.

16. Il est aussi du devoir du médecin de ne pas instruire les malades de ce qu'il veut faire, mais de les exhorter d'une manière ouverte et décidée, en les détournant également de leurs fantaisies ; pour cela il doit unir sagement la douceur à la fermeté ; quelquefois être sévère et menaçant, tout en distribuant ses consolations avec bonté, et en inspirant aux malades le courage et l'espérance ; mais toujours sans leur rien révéler sur leur état présent ou sur leur avenir : car ces sortes de prédictions ont souvent jeté les malades dans de grandes anxiétés.

16. Le médecin doit également avoir toujours à sa disposition un de ses disciples les plus intelligens, qui fasse exécuter ses ordres sans aigreur, et qui surveille ce qui est prescrit. Pour cet effet il le choisira parmi les plus habiles et les plus avancés en

ἀσφαλέως προσενεγκεῖν· ὅκως τὸ ἐν διατήμασι
μηδὲν λανθάνησε· ἐπιτροπὴν δὲ τοῖσιν ἰδιώ-
τησι μηδέ ποτε διδοὺς περὶ μηδενός· εἰ δὲ μὴ,
τὸ κακῶς πρηχθὲν εἰς σὲ χωρήσει τοῦ ψόγου,
ἐὰν μήποτ᾽ ἀμφιβόλως ἔχῃ, ἐξ ὧν τὸ μεθοδευ-
θὲν χωρήσει, καὶ οὐ σοὶ τὸν ψόγον περιάψει,
καὶ τευχθὲν δὲ, πρὸς τὸ γένος ἔσται· πρόλεγε
οὖν ταῦτα πάντα, ἐπὶ τῶν ποιευμένων, οἷς
καὶ τὸ ἐπεγνῶσθαι πρόκειται·

ιϛʹ. Τουτέων οὖν ἐόντων, τῶν πρὸς εὐδοξίην
καὶ εὐσχημοσύνην τῶν ἐν τῇ σοφίῃ καὶ ἰητρικῇ,
καὶ ἐν τῇσιν ἄλλῃσι τέχνῃσι, χρὴ τὸν ἰητρὸν
διειληφότα τὰ μέρεα, περὶ ὧν εἰρήκαμεν,
περιεννύμενον πάντοτε τὴν ἑτέρην διατηρέον-
τα φυλάσσειν, καὶ παραδιδόντα ποιέεσθαι.
Εὐκλέα γὰρ ἐόντα πᾶσιν ἀνθρώποισι, διαφυ-
λάσσεται· οἵτε δι᾽ αὐτέων ὁδεύσαντες, δοξασ-
ταὶ, πρὸς γονέων καὶ τέκνων. Κἤν τινες αὐτέων

médecine ; afin qu'il soit en état de donner
sûrement ce qui est nécessaire, et que le médecin n'ignore lui-même , rien de ce qui a été
fait en son absence. Mais il ne confiera jamais
la moindre ordonnance à des étrangers : car
leurs fautes lui seroient attribuées , tandis
que s'il n'y a point d'ambiguité et que tout
s'exécute avec méthode, il ne sera point blâ-
mé , et tout aura alors l'origine qui lui est
propre. C'est pourquoi il préviendra ceux
qui sont assez instruits pour bien juger de
ce qui doit être fait ultérieurement.

18. Toutes ces choses étant donc nécessaires pour la gloire et pour la décence, et se
trouvant aussi bien dans la sagesse que dans
la médecine et dans les autres arts , il faut
que le médecin connoisse bien toutes les parties de l'art dont je viens de parler; qu'il les
médite toutes pour ainsi dire ; qu'il les observe inviolablement et les fasse exécuter
régulièrement; car étant fort estimées parmi
les hommes, elles se conserveront toujours ;
ceux qui les suivront se rendront recom-

μὴ πολλὰ γινώσκωσιν, ὑπ' αὐτέων τῶν πρηγμάτων ἐς σύνεσιν καθίζανται.

mandables à leur siècle et à la postérité ;
toutefois ceux qui n'auront pas les connoissances nécessaires , les acquerront de même
par l'expérience et par la pratique.

FIN DU LIVRE.

ANALYSE DU TRAITÉ

DU MÉDECIN.

———

Pᴇᴜ de préceptes et beaucoup d'exemples, puisés dans la pratique médicale,
recommandent particulièrement cet
écrit, à l'attention des lecteurs. Comme
les précédens, il renferme les premiers
préceptes de morale : il faut, dit Hippocrate, que la bonne foi et la probité
règnent dans toute la conduite du médecin, à cause des rapports intimes qu'il
a avec les malades, et qui le font estimer dans sa profession. Ses devoirs
l'appellent à toute heure dans le sein
des familles ; il est chaque jour témoin
des résolutions les plus importantes, et
souvent dépositaire des secrets les plus

chers. Sa seule présence inspire la confiance, au point que l'on ne cache rien à ses yeux; ce qu'il y a de plus précieux dans les châteaux et les palais sont exposés à sa vue, et abandonnés à sa prudence. Des objets qui excitent souvent la curiosité ou la convoitise sont entièrement livrés à ses sens; enfin sa conduite régulière et ses bonnes mœurs sont les seules garanties qui doivent le faire honorer et respecter des mères, des époux et des filles. Son jugement est souvent invoqué par les magistrats, dans les causes les plus célèbres; les accouchements simulés, la suppression de part, le viol, l'infanticide, sont les délits, commis envers la société tout entière, qui n'a d'autre appui que dans les lumières des hommes les plus éclairés dans les diverses branches de l'art de guérir; de là dépend l'évaluation impartiale du prix qu'il faut attacher à

la vie de l'innocent ou du coupable.

Enfin le meurtre, l'empoisonnement, l'homicide et touts les cas de mort violente, ne peuvent être bien appréciés que par les ministres de l'art.

Combien le caractère du médecin ne doit-il pas être inviolable et sacré: quels seront les juges qui oseront condamner et prendre sur eux la responsabilité du sang innocent, si la science ne les éclaire et ne dissipe les ténèbres dont s'environnent souvent les criminels pour se dérober au châtiment? combien ne doit-on pas remarquer en outre les services importans, dont les hommes les plus élevés en dignité sont redevables à la chirurgie! Les faits les plus éclatans, les actions les plus glorieuses seroient ensevelis dans la tombe, ou ne respireroient que foiblement sur le marbre et le bronze, ou ne serviroient qu'à tresser de stériles couronnes, si un art divin et répara-

teur, ne venoit au secours des blessés. Ni
le rang, ni les honneurs, ni les richesses
ne peuvent récompenser l'habile chirurgien, qui courbe le fuseau de la parque
redoutable, et renoue le fil des jours
du guerrier mutilé, en proie à sa douleur. Celui-ci ressuscite en quelque sorte,
au milieu de ses lauriers, entre les
mains d'un successeur d'Apollon; point
de systêmes, point d'opinions, n'obs-
cursissent ici les traits de lumière que
le dieu du jour lance sur d'obscurs
blasphémateurs. L'envie, de son souffle
empoisonné, ne peut ternir l'éclat de la
victoire; comme lorsqu'il s'agit, par une
opération hardie et savante, d'arracher
des bras de la mort celui qui vient
d'échapper à un combat terrible, et qui
est couvert de traits homicides ou cri-
blé de balles perfides, ou qui nage dans
son sang généreux, répandu glorieuse-
ment pour son roi ou pour sa patrie. Le

Dieu de la médecine, représenté par ses ministres, vient aussitôt rallumer le flambeau de la vie, prêt à s'éteindre! Mais les rois et les peuples forcés quelquefois à des guerres terribles, soit pour la gloire du trône, soit pour leur sûreté commune, peuvent-ils s'avancer sans de cuisans regrets à la tête de leurs armées, quelque nombreuses qu'elles soient, si leur cortège, ressemblâ t-il à un triomphe, ne marche pas escorté de l'art divin de la médecine? La peste, les épidémies ne font pas plus de grâce aux bourgs qu'aux cités; ni le bruit des camps ni la solitude des forêts ne peuvent servir de barrières aux maladies contagieuses. Cependant la science médicale s'y oppose efficacement et préserve des ravages de la mort des populations entières. Telle est la gloire des médecins bienfaiteurs du genre humain; on leur décerne des couronnes : cette ovation est bien diffé-

rente de celle que l'on consacre aux
conquérans. Si par exemple, quelqu'un
de ces imperturbables raisonneurs qui
critiquent et qui nient même le pouvoir de la médecine, eût été l'auteur
de ces expériences ingénieuses qui ont
eu le pouvoir de rassurer des hommes
attaqués de la peste, et de garantir plusieurs générations d'un fléau, tel que la
petite vérole, ne seroit-il pas le premier à
admirer son talent et son esprit? pourquoi donc n'en pas faire honneur également au talent des médecins? pourquoi
ne pas accorder la reconnoissance avec
des services qui, non seulement parta-
gent avec toutes les sciences les privilèges
de l'instruction acquise à force de veilles
et de soins, mais sont encore le fruit, non
d'une vaine curiosité ou de l'intérêt personnel, mais du dévouement sincère, de
l'amour de l'humanité, de la conscience,
de la probité, du talent et souvent de l'a-

mitié la plus constante? L'histoire oublie-
ra-t-elle jamais le trait de Philippe, médecin d'Alexandre, ou l'honorable partage
de l'autorité de l'empereur Julien av ec
son médecin Oribase? Dans ces temps
modernes, la destruction du fléau de la
petite vérole, par la vaccine, propagée
d'abord en Angleterre et répandue ensuite dans toute l'Europe, et jusque dans
les deux mondes, par un médecin ob-
servateur (1); l'inoculation de la peste
par un médecin Français (2); le dévouement de nos compatriotes dans une épi-
démie meurtrière (3); passeront à la
postérité avec la reconnoissance de nos
derniers neveux. Ce sont des traits qui

____

(1) Genner, auteur de cette découverte, sera
éternellement le bienfaiteur de l'humanité.

(2) M. le Baron Desgenettes, en Égypte.

(3) MM. Pariset, François, Bally et Mazet;
ce dernier est mort à Barcelonne.

feront toujours chérir et honorer les
médecins et qui transmettront d'âge
en âge, les services immenses rendus
par l'art de guérir, à tout le genre humain. En nous bornant aux seuls usages
ordinaires de la médecine, quels sont
les immenses services rendus par les
courtisans, qui puissent jamais égaler
l'utilité du dévouement d'un médecin
habile et prudent ? tout démontre dans
ce traité, que la chirurgie étoit exercée
de concert avec la médecine et la pharmacie; il faut arriver au temps où flo-
rissoit la célèbre École d'Alexandrie,
pour voir le partage régulier de la médecine, proprement dite, en diététique,
chirurgie et pharmacie.

ΙΠΠΟΚΡΑΤΟΥΣ

ΠΕΡΙ

ΙΗΤΡΟΥ.

Τὸ μὲν γράμμα ἐστὶν ἰητροῦ προστασίη, καὶ παράγγελμα, πῶς χρὴ κατασκευάζειν ἰητρεῖον. Ἰητροῦ μὲν εἶναι προστασίην, ὁρῆν, ὡς εὔχρως τέ καὶ εὔσαρκος ἔσται πρὸς τὴν ὑπάρχουσαν αὐτῷ φύσιν. Ἀξιοῦνται γὰρ ὑπὸ τῶν πολλῶν οἱ μὴ εὖ διακείμενοι τὸ σῶμα οὕτως, ὡς οὐδ' ἂν ἑτέρων ἐπιμεληθῆναι καλῶς. Ἔπειτα τὰ περὶ αὐτὸν καθαρῶς ἔχειν ἐσθῆτι χρηστῇ, καὶ χρίσμασιν εὐόδμοις· ὀδμὴν ἔχουσιν ἀνυπόπτως πρὸς ἅπαντα. Τοῦτο γὰρ ἡδέως ἔχειν ξυμβαίνει τοὺς νοσέοντας. Δεῖ δὲ τοῦτον σκοπέειν τάδε περὶ τὴν ψυχὴν σώφρονα, μὴ μόνον τὸ σιγῆν· ἀλλὰ καὶ τὸν βίον πάνυ

TRAITÉ D'HIPPOCRATE

DU

MÉDECIN.

—

1. Cet écrit traite particulièrement de la
conduite du médecin, et de la manière dont
il doit tout préparer chez lui pour réussir. Il
faut extérieurement que son teint soit bon,
et qu'il paroisse doué naturellement d'une
complexion excellente; car beaucoup de
gens se persuadent que celui qui est consti-
tué différemment, ne peut lui-même donner
la santé aux autres. Il doit avoir une grande
propreté et une mise décente; ne faire usage
que d'odeurs agréables et non suspectes qui
en général plaisent aux malades; il doit être
d'une sagesse à toute épreuve non-seulement
pour garder les secrets qu'on lui confie, mais

εὔτακτον· μέγιστα γὰρ ἔχει πρὸς δόξαν ἀγα-
θά. Τὸ δὲ ἦθος εἶναι καλὸν καὶ ἀγαθόν. Τοιοῦτον δ᾽ ὄντα πᾶσι καὶ σεμνὸν καὶ φιλάνθρωπον.
Τὸ γὰρ προπετὲς καὶ τὸ πρόχειρον καταφρο-
νεῖται, κἂν πάνυ χρήσιμον ᾖ. Σκοπὸν δὲ ἐπὶ
τῆς ἐξουσίης. Τὰ γὰρ αὐτὰ παρὰ τοῖς αὐτέοις,
σπανίως ἔχουσιν, ἀγαπᾶται. Σχήμασι δὲ, ἀπὸ
μὲν προσώπου, σύννουν μὴ πικρῶς. Αὐθάδης
γὰρ δοκέει εἶναι καὶ μισάνθρωπος. Ὁ δὲ εἰς
γέλωτα ἀνέμενος καὶ λίην ἱλαρὸς, φορτικὸς
ὑπολαμβάνεται. Φυλακτέον δὲ τὸ τοιοῦτον
οὐχ ἥκιστα· δίκαιον δὲ πρὸς πᾶσαν ὁμιλίην
εἶναι. Χρὴ γὰρ πολλὰ ἐπικουρέειν δικαιοσύνην.
Πρὸς δὲ ἰητρὸν οὐ σμικρὰ συναλλάγματα τοῖσι
νοσοῦσίν ἐστιν. Καὶ γὰρ αὐτοὺς ὑποχειρίους
ποιέουσι τοῖς ἰητροῖς καὶ πᾶσαν ὥρην ἐντυγ-
χάνουσι γυναιξὶν, παρθένοις, καὶ τοῖς ἀξίοις
πλείστου κτήμασιν. Ἐγκρατέως οὖν δεῖ πρὸς
ἅπαντα ἔχειν ταῦτα. Τὴν μὲν οὖν ψυχὴν καὶ
τὸ σῶμα, οὕτω διακεῖσθαι.

encore pour mener une vie régulière : car
rien ne contribue tant à la réputation d'un
médecin , que la pratique des bonnes
mœurs. Il doit joindre la gravité avec l'humanité , la trop grande facilité étant toujours méprisée quelque commode qu'elle soit;
en effet, en considérant le but le plus utile, ce
qui est rare a toujours plus de prix. Le
médecin doit paroître sérieux et méditatif,
sans laisser pourtant percer sur ses traits
aucune trace d'amertume ni de chagrin ,
ce qui le feroit passer pour misanthrope ou
pour glorieux. D'un autre côté, celui qui
aime trop à rire et à plaisanter devient insupportable; c'est pourquoi ce dernier défaut est autant à éviter que le premier. Il
faut que la justice et la probité règnent dans
toute sa conduite, ayant souvent des rapports intimes avec les malades. En effet
ceux-ci ont une entière confiance dans les
médecins, qui sont admis à toute heure au-
près de leurs femmes et de leurs filles, et qui
se trouvent au milieu de tout ce que leur mai-
son renferme de plus précieux. Il faut donc

β'. Τὰ δὲ εἰς τὴν ἰητρικὴν τέχνην παραγγέλματα, δι' ὧν ἐστιν εἶναι τεχνικὸν, ἀπ' ἀρχῆς συνοπτέον, ἀφ' ὧν καὶ μανθάνειν ἄνθρωπος ἄρξαιτο. Τὰ τοίνυν ἐν ἰητρείῳ θεραπευόμενα σχεδὸν μανθανόντων ἐστίν. Δεῖ δὲ πρῶτον μὲν τόπον ἔχειν τῆς οἰκίης. Ἔσται δὲ τοῦτο, ἐὰν μήτε πνεῦμα εἰς αὐτὸν παραγινόμενον ἐνοχλῇ μήθ' ἥλιος ἢ αὐγὴ λυπέῃ. Φῶς δὲ τηλαυγὲς τοῖς μὲν θεραπεύουσι ἄλυπον· οὐχ ὁμοίως δὲ τοῖς θεραπευομένοις ὑπάρχει. Πάντως μὲν οὖν τοιαύτην τὴν αὐγὴν μάλιστα φευκτέον, δι' ἣν ξυμβαίνει τοὺς ὀφθαλμοὺς νοσέειν. Τὸ μὲν οὖν φῶς τοιοῦτον εἶναι παρήγγελται. Τοῦτο δὲ ὅπως μηδαμῶς ἐναντίως ἕξει τῷ προσώπῳ τὰς αὐγάς. Προσενοχλεῖ γὰρ τὴν ὄψιν ἀσθενέως ἔχουσαν. Πᾶσα δ' ἱκανὴ πρόφασις ἀσθενέοντας ὀφθαλμοὺς ἐπιταράξαι. Τῷ μὲν οὖν φωτὶ τοῦτον τὸν τρόπον χρηστέον ἐστίν. Τοὺς δὲ δίφρους ὁμα-

toujours qu'ils soient purs ; voilà comment les médecins doivent se conduire en général , et être ainsi disposés soit au moral soit au physique.

1. Quant à l'art lui-même , remontons à ses premiers principes, de manière à pouvoir commencer tout de suite à le pratiquer aussi bien, tout ce que l'on entreprend pour la guérison des malades , dans l'intérieur de l'habitation du médecin , concerne également ceux qui veulent être initiés à l'art. Il faut donc choisir un lieu bien situé , point trop exposé au vent ou au soleil ; le grand jour n'est pas désagréable ; mais il ne convient pas également aux malades : il faut surtout éviter la trop grande clarté, qui est insupportable dans les maladies des yeux. Voilà ce qu'il est nécessaire d'observer par rapport à l'influence de la lumière. Ensuite il faut veiller à ne pas recevoir le jour en face , car il incommode beaucoup ceux qui ont la vue faible ; la moindre chose suffit alors pour la troubler : il est nécessaire de disposer de la même manière de la lumière artificielle. Les

λοὺς εἶναι τοῖς ὕψεσιν ὅτι μάλιστα, ὅπως κατ'
αὐτοὺς ὦσιν.

γ. Χαλκώματι δὲ, πλὴν τῶν ὀργάνων,
μηδενὶ χρήσθω. Καλλωπισμὸς γάρ τις εἶναί
μοι δοκεῖ φορτικὸς, σκεύεσι τοιουτέοισι χρῆσθαι. Τὸ δ' ὕδωρ παρέχειν δεῖ πότιμον τοῖς
θεραπευομένοις, καὶ καθαρόν. Τοῖς δὲ ἀπο-
μάγμασιν καθαροῖς καὶ μαλθακοῖς χρῆσθαι·
πρὸς μὲν τοὺς ὀφθαλμοὺς, ὀθονίοις· πρὸς δὲ
τὰ τραύματα, σπόγγοις. Αὐτόματα γὰρ ταῦτα βοηθεῖν δοκεῖ καλῶς. Τὰ δ' ὄργανα πάντα
εὔηρη πρὸς τὴν χρείαν ὑπάρχειν δεῖ τῷ μεγέ-
θει, καὶ βάρει, καὶ λεπτότητι. Τὰ δὲ πρόσφε-
ρόμενα ἅπαντα μὲν χρὴ συνορᾷν, ὅπως συνοί-
σῃ. Μάλιστα δὲ πλεῖστον, εἰ ὁμιλεῖν μέλλει τῷ
νοσοῦντι μέρει. Ταῦτα δέ ἐστιν ἐπιδέσματα,
καὶ φάρμακα· καὶ τὰ περὶ τὸ ἕλκος ὀθόνια, καὶ
τὰ καταπλάσματα. Πλεῖστον γὰρ χρόνον ταῦτα περὶ τοὺς νοσέοντάς ἐστι τόπους. Ἡ δὲ μετὰ ταῦτα, ἀφαίρεσις τούτων· ἀνάψυξίς τε καὶ

sièges doivent être assez élevés pour pouvoir s'y asseoir commodément : l'airain y est inutile, il ne convient que pour les seuls instrumens indispensables.

5. Ces vases d'airain qui servent d'ornement, sont à mon avis, incommodes et insupportables. Il faut préparer de l'eau pure et bonne à boire ; avoir des brosses fines pour les frictions de la peau, et n'employer que des linges fins de lin pour les yeux, et des éponges ou du linge ordinaire pour les plaies ; car tous ces objets sont ici d'un très-grand secours. Tous les instrumens dont on se sert doivent être bien faits et commodes, soit pour la grandeur, soit pour la pesanteur ou la légèreté. Les substances qu'on emploie doivent être d'une bonne nature, surtout si elles séjournent quelque temps sur les parties malades : tels sont par exemple, les bandages, les médicamens, les linges, et les cataplasmes qu'on applique sur les plaies. En effet le temps de leur application est plus ou moins long ; au lieu que leur suppression ne dure

περικάθαρσις· καὶ τῶν ὑδάτων κατάντλησις,
ὀλίγου τινός ἐστι χρόνου. Καὶ τί ποιῆται, ὅπου
χρὴ μᾶλλόν τε καὶ ἧσσον ἐσκέρθαι δεῖ. Τούτων
γὰρ ἀμφοτέρων ἡ χρῆσις εὔκαιρός τε, καὶ μὴ
γενομένων, μεγάλην ἔχει διαφορήν.

δ΄. Ἔστι δὲ οἰκείη ἐπίδεσις τῆς ἰητρικῆς,
ἀφ᾽ ἧς ὠφελεῖσθαι τὸν θεραπεύοντα. Μέγιστα
δὲ ὠφελεῖ δύο ταῦτα, οἷς ἐστι χρηστέον· πιέ-
σαι, ὅκου δεῖ, καὶ ἀνειμένως ἐπιδῆσαι. Πρὸς
δὲ τοὺς χρόνους τῆς ὥρης, πότε δεῖ σκεπαστι-
κῶς καὶ μὴ, συνορῆν· ὅκως μηδὲ ἀσθενῆ λελη-
θὼς ποτέρω τούτων ἐνισχοῦ χρητέον. Εὐρύθ-
μους δὲ ἐπιδέσιας καὶ θεητρικάς μηδὲν ὠφε-
λούσας ἀπογινώσκειν. Φορτικὸν γὰρ τὸ τοιοῦτον
καὶ παντελῶς ἀλαζονικόν· πολλάκις τε βλάβην
οἶσον τῷ θεραπευομένῳ. Ζητεῖται δὲ ὁ νοσέων,
οὐ καλλωπισμόν, ἀλλὰ τὸ συμφέρον.

ε΄. Ἐπὶ δὲ τῶν χειρουργιῶν, ὅσαι διὰ τομῆς
εἰσὶν ἢ καύσιος, τὸ ταχέως ἢ βραδέως ὁμοίως
ἐπαινεῖται. Χρῆσις γάρ ἐστιν ἀμφοτέρων. Ἐν

qu'un moment, soit pour rafraîchir ou nétoyer les plaies, soit pour y faire des fomentations. Il faut bien prendre garde à ce qui est fait suivant le temps ou suivant l'occasion ; l'un et l'autre présentent en effet de très-grandes différences.

4. Le bandage le plus convenable, est celui qui procure le plus de soulagement ; deux choses sont nécessaires, surtout de savoir serrer ou relâcher, et d'avoir égard à la saison pour connoître s'il convient de couvrir plus ou moins telle ou telle partie ; et si celle qui est foible ne sera pas lézée en la comprimant trop ou trop peu. Les bandages bien compassés qui ne sont faits que pour montrer la dextérité des doigts ou par ostentation ne doivent pas être recherchés ; car cette affectation est ridicule et digne de mépris ; souvent même les malades s'en trouvent très-mal ; il faut se souvenir qu'ils ont besoin de secours et non d'ornement.

5. Pour les opérations de chirurgie, la lenteur et la promptitude sont également recommandables et nécessaires dans les cas

οἷς μὲν γάρ ἐστι διὰ μιῆς τομῆς ἡ χειρουργίη,
χρὴ ποιέεσθαι ταχεῖην τὴν διαίρεσιν. Ἐπεὶ
γὰρ συμβαίνει τοὺς τεμνομένους πονέειν, τὸ
μὲν λυπέον ὡς ἐλάχιστον χρόνον δεῖ παρεῖναι.
Τοῦτο δὲ ἔσται, ταχείης τῆς τομῆς γενομένης.
Ὅπου δὲ πολλὰς ἀναγκαῖον γενέσθαι τὰς τομὰς, βραδείη χρηςέον τῇ χειρουργίη. Ὁ μὲν
γὰρ ταχὺς ξυνεχῆ ποιέει τὸν πόνον καὶ πουλύν.
Ὁ δὲ διαλιπὼν, ἀνάπαυσιν ἔχει τινὰ τούτων
τοῖς θεραπευομένοις.

ς΄. Τὸ δ᾿ αὐτὸ ἐπὶ τῶν ὀργάνων λέγοιτ᾿ ἄν.
Τοῖς δὲ μαχαιρίοις ὀξέσι δεῖ χρῆσθαι καὶ πλα-
τέσιν, οὐκ ἐπὶ πάντων ὁμοίως παραγγέλλομεν.
Μέρη γάρ τινά ἐστιν τοῦ σώματος, ἃ ἐν τάχει
μὲν ἔχει τὴν ῥύμην τοῦ αἵματος, καὶ κατσχεῖν
ἐστιν οὐ ῥηΐδιον. Ταῦτα δέ ἐστιν, οἵτε κίρσοι,
καί τινες ἄλλαι φλέβες. Τὰς μὲν τομὰς χρὴ
εἶναι τῶν τοιουτέων στενάς. Οὐ γὰρ οἷόν τε
τὴν ῥύσιν γενέσθαι κατακορῆ. Ξυμφέρει δὲ
ποτε ἀπὸ τῶν τοιουτέων αἵματος ἀφαίρεσιν
ποιέεσθαι. Πρὸς δὲ τοὺς ἀκινδύνους τόπους.
Καὶ περὶ οὓς μὴ λεπτόν ἐστι τὸ αἷμα, πλατυ-

où il faut opérer par le fer ou par le feu, car on se sert de l'un et de l'autre. Quand une seule incision doit être faite, elle sera la plus prompte possible ; car, ceux que l'on opère, éprouvant une grande douleur, la durée doit en être très-courte. Quand il s'agit de plusieurs incisions, on doit opé. rer plus lentement ; la plus prompte cause une vive douleur qui est continue ; au lieu que si l'on met de l'intervalle dans l'opération, on procure du soulagement.

6. Maintenant, pour les instrumens de chirurgie, on se sert de grandes ou de petites lancettes, selon les diverses occasions. Il est certaines parties d'où le sang s'échappe avec abondance, que l'on ne peut alors arrêter facilement ; telles sont les varices et quelques autres veines qui doivent être incisées superficiellement, de crainte d'une perte de sang trop abondante : il convient seulement d'en tirer assez, quoique ce soit peu. Mais pour les parties non dangereuses, dont le sang n'est point trop subtil, on peut se servir de

τέροις χρῆσται τοῖς μαχαιρίοισι. Τὸ γὰρ αἷμα
πορεύοιτ᾽ ἄν, ἄλλως δὲ, οὐδαμῶς. Πάνυ δ᾽ ἔστιν
αἰσχρῶς, μὴ ξυμβαίνειν ἀπὸ τῆς χειρουργίης,
ὅ,τι θέλει.

ζ. Σικύων δὴ δύο τρόπους εἶναι χρησίμους·
ὅτε μὲν γὰρ ῥεῦμα ξυνεστηκὸς πόῤῥω τῆς ἐπι-
φαινομένης σαρκὸς, τὸν μὲν κύκλον αὐτῆς εἶναι
δεῖ βραχύν· αὐτὴν δὲ μὴ γαστρώδη. Προμήκη
τὸ πρὸς τὴν χεῖρα μέρος, μὴ βαρεῖην. Τοιαύτην γὰρ οὖσαν, ἕλκειν ἐξ ἰθὺ ξυμβαίνει, καὶ
τοὺς ἀφεστῶτας ἰχῶρας καλῶς ἀνεσπᾶσθαι
πρὸς τὴν σάρκα. Τοῦ δὲ πόνου πλείονος κατεσ-
κεδασμένου τῆς σαρκὸς. Τὰ μὲν ἄλλα παραπλή-
σίην, τὸν δὲ κύκλον μέγαν. Οὕτω γὰρ ἐκ πλεί-
στων μερῶν εὑρήσεις ἄγουσαν ἐς ὃν δεῖ τὸ
λυποῦν τόπον. Οὐ γὰρ οἴονται μέγαν εἶναι τὸν
κύκλον, μὴ συναγομένης τῆς σαρκὸς ἐκ πλείονος
τόπου. Βαρεῖα δ᾽ οὖσα ῥέπει καὶ ἐς τοὺς ἄνω
τόπους. Κάτω δὲ μᾶλλον τὴν ἀφαίρεσιν. Καὶ
πολλάκις ὑπολείπεσθαι τὰς νόσους. Τοῖσι μὲν
οὖν ἐφεστῶσι ῥεύμασιν καὶ μακρὰν ἀπέχουσιν

grandes lancettes pour faire de larges ouvertures , car autrement le sang ne vien-
droit pas. Or, il est tout-à-fait honteux à
celui qui opère, de ne point réussir comme
il le veut.

7. Il y a deux sortes de ventouses dont
on peut se servir. Lorsque la fluxion est
fort éloignée des chairs, l'instrument doit
réunir à un col étroit un ventre alongé vers
la main , et avoir de la légèreté ; car de
cette manière, l'attraction a lieu directement à la superficie des chairs et sur
les humeurs séreuses les plus éloignées.
Lorsque la maladie existe profondément ,
la ventouse doit être en tout semblable à la
première , excepté qu'elle doit avoir le col
large. Celle-ci agit alors sur une plus grande
circonférence , pour débarrasser le lieu
souffrant. Il y a des personnes qui pensent
qu'elle ne peut embrasser beaucoup de
chairs à la fois, et que celle qui est pesante ,
attire trop vers les lieux les plus élevés, en
comprimant les parties les plus déclives ;
qu'il arrive ainsi souvent qu'on laisse sub-

ἀπὸ τῶν ἄνω τόπων, οἱ πλατεῖς κύκλοι, πολλὰ
ξυνεπισπῶνται παρὰ τῆς ἄλλης σαρκός. Ἐπι-
προσθεῖν οὖν ξυμβαίνει τὴν ἐντεῦθεν ἑλκομένην
νοτίδα τῷ ξυναγομένῳ κάτωθεν ἰχῶρι· καί, τὰ
μὲν ἐνοχλεῦντα ὑπολείπεσθαι· τὰ δ᾽ οὐδὲν λυ-
πέοντα ἀφαιρεῖσθαι. Μέγεθος δὲ σικύης τί χρήσιμον, στοχάζεσθαι χρὴ πρὸς τὰ μέρη τοῦ σώματος, οἷς ἂν δίῃ προσβάλλειν. Ὅταν δὲ κατα-
κρούει, κάτωθεν δέχεσθαι. Τὸ γὰρ αἷμα φανε-
ρὸν εἶναι δεῖ τῶν χειρουργουμένων τόπων.
Ἄλλως δὲ οὐδὲ τὸν κύκλον τὸν ἑλκυσθέντα χρὴ
κατακρούειν. Εὐτονωτέρη γάρ ἐστιν ἡ σὰρξ τοῦ
πονήσαντος. Μαχαιρίοις δὲ τοῖς καμπύλοις ἐξ
ἄκρου μὴ λίην στενοῖς. Ἐνίοτε γὰρ ἰχῶρες ἔρ-
χονται γλίσχροι καὶ παχεῖς. Κίνδυνος οὖν
ἐστιν ὑποστῆναι τῇσι τομῇσιν, ὅταν στεναὶ
τμηθέωσιν.

θ΄. Τὰς δ᾽ ἐπὶ τῶν βραχιόνων φλέβας τῇσι
καταλήψεσιν χρὴ φυλάσσειν. Ἡ γὰρ καλύπτουσα
σὰρξ πολλοῖς οὐ καλῶς συνήρμοσται τῇ φλεβί.

sister le mal. Si la fluxion est fort éloignée
et fort profonde, la ventouse dont le col
est large, attire beaucoup d'humeurs
des parties circonvoisines, d'où l'hu-
midité qui est attirée se joint à la maladie
locale. Il faut donc juger de la capacité que
doivent avoir les ventouses par le volume
des parties sur lesquelles on veut opérer la
révulsion. Quand il est nécessaire de faire
des scarifications, elles doivent être pro-
fondes. Il faut toujours que le sang des parties qu'on incise paroisse manifestement;
autrement, il ne faut point toucher à l'endroit élevé compris dans le cercle de la ventouse : Les chairs sont alors tendues et
gonflées; on se servira de lancettes courbes
vers la pointe, point trop étroites. Il s'é-
chappe souvent des humeurs gluantes et
épaisses, et il est à craindre alors, qu'elles
ne s'arrêtent à l'endroit des incisions, quand
celles-ci sont trop étroites.

8. Quant aux veines du bras, il faut
avoir soin de les comprimer par des liga-
tures : il arrive souvent que la chair qui

Τῆς γὰρ σαρκὸς ὀλισθηρῆς οὔσης, οὐ καθ' ἑαυ-
τὰς ξυμβαίνει τὰς τομὰς ἀμφοτέρων γίνεσθαι.
Τὴν γὰρ φλέβα ἐκρυσᾶσθαι ξυμβαίνει καλυφ-
θεῖσαν, καὶ τὴν ῥύσιν τοῦ αἵματος καλύεσθαι.
Πολλοῖσι δὲ καὶ πύος διὰ τοῦτο ξυνίσασθαι.
Δὴ δοκεῖ δύο βλάβας φέρειν ἡ τοιαύτη χειρουρ-
γίη· τῷ μὲν τμηθέντι, πόνον· τῷ δὲ τέμνοντι,
πολλὴν ἀδοξίην. Τὸ δ' αὐτὸ κατὰ πασῶν παρήγγελται γίνεσθαι. Τὰ μὲν οὖν κατ' ἰητρεῖον
ἀναγκαῖα ὄργανα, καὶ περὶ ἃ δεῖ τεχνικὸν εἶναι τὸν μανθάνοντα, ταῦτ' ἐστιν. Ὀδοντάγρησι
γὰρ καὶ σταφυλάγρησι χρῆσθαι τὸν τυχόντα
ἐστίν. Ἁπλῆ γὰρ ἡ χρῆσις αὐτῶν εἶναι δοκεῖ.

θ'. Περὶ δὲ φυμάτων καὶ ἑλκέων, ὁκόσα μει-
ζόνων ἐστι νοσημάτων. Τὰ μὲν φύματα, τεχνι-
κώτατον ὑπειληφέναι, καὶ δύνασθαι διαλύειν
καὶ τὰς συστάσεις αὐτῶν κωλύειν. Ἐχόμενον δὲ
τουτέων στέλλειν εἰς τὸν ἐπιφανῆ τόπον, ὡς εἰς
βραχύτατον. Καὶ τὴν σύστασιν ὁμαλῶς διὰ

couvre la veine, n'est pas avec elle, dans
un rapport bien direct, de sorte que venant à glisser, les deux ouvertures ne répondent plus l'une à l'autre; la veine ainsi re-
couverte se gonfle et empêche le sang de
sortir. Il arrive souvent qu'il se forme alors
du pus. Il en résulte en outre deux incon-
véniens, d'abord une vive douleur pour le
malade, et une grande honte pour celui qui
l'a opéré. Tels sont les instrumens dont on
se sert généralement, et sur l'usage des-
quels, celui qui veut apprendre l'art de
guérir, doit s'instruire particulièrement.
Quant aux autres instrumens qui servent à
arracher les dents et à inciser la luette, ils
ne présentent pas de grandes difficultés :
leur usage me paroît en effet très-facile.

9. Pour ce qui concerne les tumeurs et
les ulcères, ce sont des maux plus graves; il
faut beaucoup plus d'art pour les découvrir
quand ils se forment et pour les dissoudre et
les empêcher de grossir. Après ce premier
degré d'habileté, le second est de les faire
suppurer dans un endroit visible, qui soit

παντὸς ποιεῖσθαι τοῦ φύματος. Ἀνωμάλως γὰρ
ἔχοντος αὐτοῦ, ῥαγῆναί τε καὶ δυσθεράπευτον
τὸ ἕλκος κίνδυνός ἐστι γενέσθαι. Ἐξομαλίζειν
τε χρὴ πέσσοντα πανομοίως· καὶ μήτε διαιρεῖν
πρότερον, μήτε αὐτόματον ἐὴν ῥαγῆναι. Τὰ δὲ
ἐκπέψαι δυνάμενα ὁμαλῶς ἐν ἑτέροις εἴρηται.

Ϛ'. Τὰ δὲ ἕλκεα δοκεῖ πορείας ἔχειν τεσσά-
ρας· μίαν μὲν εἰς βάθος. Ταῦτα δ' ἔστι τὰ συ-
ριγγώδη, καὶ ὅσα ὕπουλά ἐστι, καὶ ἔντοθεν
κεκοιλασμένα. Ἡ δ' ἑτέρη, εἰς ὕψος, τὰ ὑπερ-
σαρκεῦντα. Τρίτη δέ ἐστιν εἰς πλάτος· ταῦτα δὲ
ἐστι τὰ καλεύμενα ἑρπυστικά. Τετάρτη δὲ ὁδὸς
ἐστιν εἰς ὁμαλές. Αὕτη δὲ μόνη κατὰ φύσιν εἶναι
δοκέει κίνησις. Αὗται μὲν οὖν ξυμφοραὶ τοιαῦ-
ται σαρκός εἰσιν. Πᾶσαι δὲ κοιναὶ τοῦ ξυμφέ-
ροντος· καὶ τὰ μὲν τούτων ἐν ἑτέροις σημεῖα
δεδήλωται· καὶ ᾗ χρητέον ἐστὶν ἐπιμελείᾳ.
Δι' ὧν δὲ τὸ ξυμφυόμενον διαλυθήσεται· καὶ τὸ
πληρευμένον, ἢ κοῖλον γενόμενον, ἢ τὴν εἰ

très-petit ; enfin de les traiter de manière, que la suppuration soit égale partout. Car si elle est inégale, il est à craindre que les abcès en s'ouvrant prématurément ne forment ensuite un ulcère très-difficile à guérir ; il faut donc veiller à ce que la matière soit toujours égale en la faisant également mûrir ; ne point ouvrir les abcès avant le temps, et ainsi ne pas permettre qu'ils percent d'eux-mêmes. Nous avons indiqué ailleurs comment la supuration peut être égale.

10. Les ulcères semblent suivre quatre chemins différens ; les uns ont une marche déclive, ce sont les fistules et tous les ulcères fongeux, qui renferment du pus caché, et qui sont creux en dedans ; les autres se portent en haut, ce sont ceux qui paroissent sur les chairs ; les troisièmes rampent à la superficie, ce sont ceux qu'on nomme rongeans ou dartreux ; enfin les derniers s'étendent également au centre ; ce mouvement est plus conforme à la nature. Voilà donc les ulcères qui arrivent aux chairs ; et pour tous, il y a à peu près les

πλάτος πορείαν ποιεύμενον, προσηκόντως περὶ
τουτέων ἐν ἄλλοις εἴρηται σημεῖα.

ια' Περὶ δὲ καταπλασμάτων ὧδε. Τῶν ἐπιτι-
θεμένων ὀθονίων ὅκου ἂν ἡ χρῆσις κατὰ τοῦ νο-
σεύματος ἀκριβὴς εἶναι δοκέη, καὶ τῷ ἕλκει
ἁρμόζου τὸ ἐπιτιθέμενον ὀθόνιον. Τῷ δὲ κατα-
πλάσματι πρὸς τὸν κύκλῳ τόπον τοῦ ἕλκεος χρῶ.
Χρῆσις γὰρ αὕτη καταπλάσματος ἔντεχνός τε
καὶ πλεῖστα ὠφελεῖν δυναμένη. Ἐδόκει γὰρ τῷ
μὲν ἕλκει βοηθεῖν ἡ τῶν περιτιθεμένων δύναμις.
Τὸ δ' ὀθόνιον, φυλάσσειν· τὰ δ' ἔξω μὲν τοῦ
ἕλκεος, τὸ κατάπλασμα ὠφελέει. Τὴν μὲν οὖν
χρῆσιν αὐτέων, εἶναι δεῖ τοιαύτην. Περὶ δὲ
καιρῶν, ὁκότε τούτοις ἑκάστοις χρηστέον ἐστί.
Καὶ τὰς δυνάμιας ὡς χρὴ τῶν γεγραμμένων
καταμανθάνειν. Παραλέλειπται δὲ τὰ τοιαῦτα
ἐπεὶ πλεῖον προῆκται τῆς κατ' ἰητρικὴν ἐπιμε-

mêmes moyens extérieurs de guérison. Dans les autres traités, nous avons indiqué leurs signes et leur traitement. La manière dont il faut se conduire pour les guérir a été suffisamment expliquée, tant à l'égard de ceux qui s'étendent en haut, que de ceux qui sont creux ou étendus ou rempans; cette connoissance doit suffire d'après les signes qui ont été déjà décrits.

11. Pour les cataplasmes, on doit observer ce qui suit relativement à leur usage; à mon avis on ne sauroit les préparer avec trop de soin pour les maladies auxquelles on les destine, ainsi que les linges que l'on applique sur les plaies. Il faut qu'ils soient bien proportionnés à toute l'étendue du mal, de manière à en embrasser toute la circonférence. Cet usage est conforme aux règles de l'art, et peut être d'un très-grand secours. Les cataplasmes, ainsi que les linges que l'on applique sur les ulcères, ont en effet la vertu de calmer beaucoup, dans le cas de vives douleurs. Il faut aussi avoir soin de bien préparer la charpie, car elle garanitt entièrement les bords de la plaie

λείας· καὶ πόρρω τοῦ τῆς τέχνης ἤδη προεληλυ-
θότος ἐστίν.

ιβ΄. Ἐχόμενον δὲ τούτων ἐστὶ καὶ κατὰ ϛρα-
τείην γινομένων τρωμάτων χειρουργίη περὶ τὴν
ἐξαίρεσιν τῶν βελέων. Ἐν τῇσι γὰρ κατὰ πόλιν
διατριβῇσι βραχεῖη τίς ἐστιν τουτέων ἡ χρῆσις.
Ὀλιγάκις γὰρ ἐν παντὶ τῷ χρόνῳ γίνονται πο-
λιτικαὶ ϛρατεῖαι καὶ πολεμικαί. Ξυμβαίνει δὲ
τὰ τοιαῦτα. πλειστάκις καὶ ξυνεχέστατα περὶ
τὰς ξενικὰς ϛρατιὰς γίνεσθαι. Τὸν μὲν οὖν μέλ-
λοντα χειρουργεῖν ϛρατεύεσθαι δεῖ καὶ παρη-
κολουθηκέναι ϛρατεύμασι ξενικοῖς. Οὕτω γὰρ
ἂν εἴη γεγυμνασμένος πρὸς ταύτην τὴν χρείαν.

ιγ΄. Ὃ δὲ εἶναι δοκεῖ περὶ ταῦτα τεχνικώτε-
ρον, εἰρῆσθαι. Τῶν γὰρ ὅπλων ἐνόντων καὶ

Voilà ce qui a rapport à l'usage même des premiers secours. Quant au temps de s'en servir utilement et à la manière dont il faut être instruit de leur force et de leurs vertus particulières, ce n'est pas le moment d'en parler ; ceci demande une plus grande aptitude en médecine et ne doit être un sujet d'étude, que pour ceux qui sont déjà avancés dans cet art.

12. Après cela vient naturellement cette partie de la chirurgie qui enseigne à bien soigner les blessures et à en extraire les traits. On a rarement à la vérité, l'occasion de se former dans cette partie, surtout dans nos villes, où les guerres tant civiles qu'étrangères ont lieu rarement. Et nous avons au contraire des exemples très-fréquens de guerres étrangères ; c'est pourquoi, celui qui veut devenir bon chirurgien, doit suivre les armées, où il sera dans un exercice continuel, qui peut seul le rendre habile dans son art.

13. Ce qu'il y a de plus difficile et de plus essentiel, me paroît ainsi avoir été suffisam-

σημεῖα πεπορίσθαι, τέχνης ἐστὶ πλεῖστον μέρος καὶ τῆς πρὸς ταῦτα χειρουργίης. Τούτου
γὰρ ὑπάρξαντος, οὐκ ἂν παραλίποιτο τρωμα-
τίας ἀγνοηθεὶς, ὅταν χειρουργῆται μὴ προσηκόντως. Μόνος δ᾽ ἂν ὁ τῶν σημείων ἔμπειρος
εἰκότως ἐπιχειρείη. Περὶ δὲ τουτέων ἁπάντων
ἐν ἑτέροις γεγραμμένον ἐστίν.

ΤΕΛΟΣ ΤΟΥ ΒΙΒΛΙΟΥ.

ment démontré; mais la partie la plus importante de la chirurgie et qui à mon avis, mérite le plus d'attention, c'est assurément celle qui s'attache à la connoissance des signes qui annoncent l'existence des traits ou des javelots restés dans le corps. Car par ce moyen, on ne pourra ignorer quand un blessé aura été mal opéré ou mal soigné; mais, il n'y a qu'un homme habile, qui puisse connoître parfaitement ces signes d'après l'expérience, qui seule est d'un très-grand secours. Dans d'autres traités nous avons suffisamment discouru sur tout cela.

FIN DU LIVRE.

QUELQUES RÉFLEXIONS

LE MOMENT D'AGIR,

OU DE L'OCCASION EN MÉDECINE.

*Observation d'une apoplexie, dite fou-
droyante, avec paralysie de la bouche
et de la langue, spasme général, convulsions du bras droit, dont la guérison
s'est opérée en deux heures, au moyen
d'une saignée copieuse du bras gauche, de vingt sangsues au cou, (dix de
chaque côté), et du vomissement ex-
cité par l'émétique.*

Le traitement curatif ci-indiqué est celui
que j'ai suivi. La promptitude seule des
secours a arraché évidemment le malade

des bras de la mort. L'observation même le prouvera. J. N. Villé, rue Mont-
martre, n° 179, âgé de 54 ans, d'une
constitution sanguine pléthorique, fut
frappé d'apoplexie le 11 Janvier 1824,
à 9 heures du matin; à dix heures, je
trouvai le malade dans l'état suivant :
face très-rouge, turgescence sanguine,
très-grande agitation, pouls médiocrement plein; point de fièvre; mouvemens spasmodiques dans tout le corps;
convulsions du bras droit; difficulté et
impossibilité d'articuler les sons; paralysie de la langue, de la bouche et du côté
droit; écoulement continuel de salive
de ce côté; mais pleine connoissance.
Le malade, effrayé des progrès de la maladie, verse des larmes et se résigne à
tout ce qui lui est ordonné, par la confiance que je lui ai inspirée, n'ayant
point cessé d'être son médecin depuis
plus de vingt ans, et l'ayant déjà guéri

d'une fluxion de poitrine. Je fais cette remarque, parce que le peu de confiance des malades suffit souvent pour détruire toute l'efficacité des secours des médecins, qu'ils appellent trop tard. *Traitement curatif :* saignée copieuse du bras gauche ; la veine fut ouverte tranversalement dans toute sa largeur, jet très-rapide de sang, qui remplit en quelques minutes la moitié d'une large cuvette, et dont la quantité dut être évaluée à environ une livre et demie de liquide ou quatre poëlettes ; aussitôt cessation des mouvemens spasmodiques ; vingt sangsues au cou, dix de chaque coté ; l'évacuation fut abondante et excitée par l'eau chaude pendant deux heures ; déja la paralysie de la langue et de la bouche étoit sensiblement diminuée ; les convulsions du bras droit avoient cessé ; mais l'embarras de la parole étant le même ; *prescription :* vomitif avec

deux grains d'émétique, quatre onces d'infusion de tilleul, une once d'eau distillée de fleurs d'orange et autant de sirop de capillaire; deux cuillerées à bouche, chaque demi-heure; dès les deux premières, un seul vomissement et deux évacuations par bas; disparition complete de la difformité de la bouche et de la langue; ces organes ainsi que le bras droit sont dans leur état naturel; l'écoulement des sangsues étant entièrement terminé à midi, le malade se trouve parfaitement libre et annonce à haute voix à sa femme et aux autres témoins de sa guérison, qu'il me doit la seconde fois la vie (1); il ne reste plus qu'un

____

(1) J'ai reconnu et tout le monde reconnoîtra avec moi, que si la saignée du bras eût été différée d'une ou de deux heures, les convulsions devenues épileptiques par leur violence, se seroient terminées par la mort.

engourdissement dans le bras droit et
dans la tête, avec une sorte de battemens
et des mouvemens convulsifs de l'œil du
même côté ; le visage est encore animé,
mais le teint est naturel. Le même
jour de l'accident et les suivans, bains
de pied avec la moutarde , (*quatre
onces dans deux pintes d'eau tiède*) pendant une demi-heure ; le lendemain ,
continuation de la potion émétisée à des
intervalles éloignés ; lavement purga-
tif avec deux onces de miel mercurial
et deux gros de sel de glauber , dans une
livre d'eau , environ. Le 3ᵉ jour, trois
verres d'eau de Sedlitz avec addition
d'un gros de sel *d'epsom* , à une heure
d'intervalle; diète absolue, tisane de fleurs
d'arnica et de tilleul ; le 4ᵉ jour , les évacuations par bas continuent ; point d'autres prescriptions ; tisane , diète rigou-

reuse; le 6°, de même; le 7°, renouvel-
lement de la purgation avec trois verres
d'eau de sedlitz, sans addition; le 8°, les
défaillances d'estomac exigent la prescription du bouillon, d'abord coupé avec
l'eau, puis donné pur deux fois; le 9° jour,
le pouls toujours médiocrement plein; le
10°, vermicelle, matin et soir, même tisane; le 11, deux œufs frais, avec un peu
de vin trempé d'eau; le 12°, du poisson;
le 13°, du blanc de poulet; le 14°, du
mouton; le 15°, un peu de bœuf. Con-
valescence parfaite. Le malade est entièrement rétabli, sans nulle trace de
paralysie, ni d'apoplexie : il faut remarquer que depuis un an, il étoit attaqué de tremblement du bras droit,
qui l'empêchoit d'écrire; qu'ayant per-
du dès son bas âge l'œil droit, il ne
pouvoit aussi depuis environ un an, lire
ou écrire sans lunettes ou conserves de

la vue. Maintenant, il n'éprouve non seulement aucune suite de sa maladie, mais encore, le tremblement s'est entièrement dissipé, la vue s'est rétablie ou fortifiée au point d'être très-nette et plus libre qu'avant l'accident ; le seul retard des secours eût évidemment été suivi de la mort ; au reste, le récit du malade tel qu'il l'a écrit lui-même dans l'observation qu'il a signée est entre nos mains.

Un homme âgé de 47 ans, d'un tempérament sanguin, déjà atteint d'apoplexie, en ressentit une seconde attaque et fut saigné le lendemain. Le médecin ordinaire ne s'étant point trouvé la veille, le pouls étoit beaucoup plus fort du côté paralysé ; il y avoit hémiplégie, et beaucoup de fièvre. La saignée du bras fut remise au lendemain ; elle n'eut aucun succès ; le malade succomba le 8eme jour. Le cerveau présentoit partout à

sa surface , des vaisseaux variqueux ;
et dans le ventricule antérieur gauche, un épanchement de sang , dont
la quantité pût être évaluée à quatre
onces. La consultation faite entre médecins, fit rejeter la saignée du bras pour
se borner aux sangsues. Un autre indi-
vidu , attaqué pour la troisième fois
d'apoplexie, fut également guéri deux
fois par la saignée du bras. Les yeux
étoient habituellement rouges : l'on at-
tribuoit cet éphinomène à l'excès des
boissons spiritueuses ; lors de l'ouverture du crâne, on aperçut un engorge-
ment de tous les vaisseaux sanguins à
la circonférence du cerveau ; les sinus
étoient distendus et remplis d'un sang
très-noir et très-épais; tous les petits
vaisseaux de la pie-mère étoient variqueux, et il y avoit un épanchement
jaunâtre à la base du cerveau.

Un autre sujet pléthorique succomba

à une attaque qui fut suivie de paralysie ; et ensuite d'apoplexie foudroyante
à la suite de convulsions excessives et
épileptiques : il présenta également un
épanchement de sang qui avoit fait ir-
ruption à travers la substance même du
cerveau et qui avoit rompu la cloison
des ventricules. Voilà ce qui seroit arrivé
inévitablement au malade , guéri en
deux heures par la saignée du bras et
par vingt sangsues au cou , si l'on eût
différé même d'une ou deux heures ,
ces moyens de guérison.

Enfin pour compléter ce tableau , je
peux affirmer avoir préservé de plusieurs attaques d'apoplexie, des individus
qui avoient déjà été paralysés de la langue et qui furent débarrassés prompte-
ment par un traitement prophylac-
tique, savoir, la saignée du bras réité-
rée , les sangsues au siège , et des pur-
gations avec l'eau de sedlitz trois verres

et une demi-once de sel *d'Epsom* pendant huit à neuf jours. Ce traitement
étoit renouvelé chaque printemps , mais
il fut abandonné et la mort subite s'en est
suivie ; quelquefois un cautère a été un
moyen préservatif.

Si je compare cette observation à
beaucoup d'autres, je suis conduit à des
réflexions très-importantes pour l'art de
guérir lui-même et pour les malades ;
car j'ai vu la seule omission de la saignée du bras remplacée par les sangsues,
ou seulement l'emploi de la première,
le lendemain ou 3ᵉ jour , immédiatement suivi de la paralysie et de la mort.
Le retard seul du secours est la principale
cause des progrès de la maladie. Je pourrois en citer plusieurs exemples : l'ouverture des corps a prouvé qu'il y avoit
en général épanchement de sang dans
les ventricules ou à la base du cerveau. On
a trouvé aussi quelquefois un anévrysme
du cœur ou des gros vaisseaux , comme

un phénomène concomittant de l'apoplexie; il n'en est pas moins vrai que
dans les cas ordinaires , la saignée du
bras au moment de l'accident, est le
seul moyen de guérison. En voici un
exemple remarquable : Un homme se
trouve attaqué d'apoplexie; tombe sur
une pierre aiguë qui lui déchire la peau,
à l'angle de la tempe ; l'écoulement abon-
dant de sang qui s'en est suivi a permis
au malade de reprendre sa connoissance
et d'être reconduit chez lui , où il a été
saigné et guéri. La comparaison des cas
semblables est un moyen assuré de per-
fectionnement de l'art de guérir. On a
vu des abcès cicatrisés dans le cerveau;
il en est de même de quelques plaies du
cœur; mais la théorie de la circulation
du sang a indiqué la marche qu'il fal-
loit suivre en diminuant la pléthore vei-
neuse; soit par la saignée du bras réi-

térée, ou par les sangsues, soit par les évacuations séreuses du ventre.

Les opinions sont partagées en médecine, sur la nécessité de saigner ou de faire vomir d'abord? mais l'indigestion qui souvent ne permet pas l'emploi de la saignée du bras, aussi utilement que l'émétique, peut être remplacée dans l'instant par les sangsues de chaque côté de la tête, jusqu'à ce que l'on puisse faire une saignée générale. Il ne suffit pas d'ailleurs au médecin d'ordonner une saignée du bras : le malheur voudra qu'il ne se trouve pas de chirurgien ; et cette seule distinction entre la dignité du médecin et la nécessité du secours, suffira pour devenir la cause de la mort des malades. Je dis cela, après m'être trouvé dans cet embarras que j'ai pourtant évité pour pouvoir obtenir la guérison de l'apoplexie, dont je viens de citer l'observation. Ce n'est pas seulement l'apoplexie, mais l'érysipèle de

la face, la squinancie, la pleurésie, la péripneumonie, la fièvre ardente, la phrénesie, et généralement toutes les maladies inflammatoires, où la pléthore domine, qui réclament l'emploi direct de la saignée générale, au lieu des sangsues. L'occasion ne peut plus être saisie, quand on a affoibli les malades par des pertes de sang trop lentes, qui ne changent rien à l'embarras de la circulation. Hippocrate, auteur du traité du régime dans les maladies aiguës, recommande très-expressément d'ouvrir largement la veine, et de tirer du sang jusqu'à défaillance, ou jusqu'à ce que la couleur du liquide change visiblement : j'ai vu cette seule opération suivie de la guérison de plusieurs fluxions de poitrine, qui auroient été mortelles. La diète doit être très-rigoureuse dans toutes les maladies aiguës, où il y a des douleurs, notamment dans les phlegmasies des voies digestives; c'est

de la cessation entière des douleurs, que
dépend le succès absolu de la cure. Dans
l'apoplexie, la diète rigoureuse est nécessaire, pour faciliter la résolution de
l'épanchement imminent ou déjà for-
mé dans le cerveau ; ou pour vider les
vaisseaux, de concert avec les saignées
locales et générales. Le relâchement
du ventre est tellement nécessaire pour
la guérison de l'apoplexie, que cette
dernière a été quelquefois causée par la
constipation ; j'ai vu la cessation de la
diarrhée immédiatement suivie de la
mort. J'ai été témoin d'une paralysie,
qui s'est opérée en ma présence, et pour
ainsi dire dans ma main, en tâtant le
pouls à un homme atteint d'apoplexie :
j'ai senti à l'instant même tous les ten-
dons du poignet se relâcher, comme des
cordes mouillées, sans que le malade
s'en aperçût, quoiqu'il eût sa pleine connoissance ; et dès lors, le bras étoit pa-

ralysé ainsi que la cuisse du même côté.
(1) J'ai vu la saignée du bras dans l'a-
poplexie, suivie de paralysie, parce
qu'on avoit ouvert la veine du bras du
même côté. Il est certain que l'autopsie
a fait remarquer souvent un épanchement dans le cerveau, du côté opposé
à la paralysie ; c'est le cas le plus ordinaire : j'en pourrois puiser de nombreux
exemples dans les traités d'anatomie
pathologiques de Morgagni, de Lieu-
taud, de M. Portal et d'autres praticiens
célèbres. Mais l'ouverture des corps
m'ayant convaincu moi-même, de la

---

(1) Que les raisonneurs, les psycologues, les
philologues, les idéologues de notre époque, ex-
pliquent s'ils le peuvent le lévier puissant qui
fait mouvoir tous ces ressorts. Pourtant voilà
des objets matériels, s'il en fût jamais ; mais
qui en est l'auteur, et quel est son secret ?
ce sera toujours un mystère pour notre foible
intelligence.

vérité de cette remarque, je n'ai pas ba-
lancé à faire la saignée du bras, du côté
opposé à la paralysie. Les vésicatoires
me paroissent devoir être toujours ap-
pliqués du côté malade et de préférence
au cou, au bras, et à la cuisse paralysés.
Un homme âgé de 88 ans, un enfant de
10 ans, seront traités de même pour la
paralysie, par les sangsues au cou et par
les vésicatoires. Les deux extrêmes dans
les rapports des âges se ressemblent; il
peut y avoir ici les mêmes craintes de
manquer l'occasion, qui consiste plus ici
dans le temps, que dans la durée fugitive du moment : mais ce sera toujours
la promptitude du secours qui seule dis-
sipera les maladies très-aiguës, quels que
soient leur siège et leur dénomination.
La diète la plus austère est un moyen
secondaire, ainsi que les sangsues. L'é-
rysipèle de la face, la squinancie laryn-
gée ou croup ; la petite vérole ; la fièvre

inflammatoire, doivent être traitées à
peu près par les mêmes moyens ; mais
il faut surtout saisir l'occasion, sans laquelle il n'est point de secours certain
en médecine : au contraire la guérison
des maladies chroniques consiste dans le
temps qui est ici plus ou moins long ; la
diète ne peut alors être très-rigoureuse.
Les sangsues ont encore ici des résultats
évidens ; mais elles ne remplacent pas,
comme on le croit vulgairement, la saignée du bras la plus foible, qui a des effets
plus étendus et beaucoup plus certains,
comme dans l'observation précitée. Il
est prouvé que l'habileté des médecins,
pour la guérison, se remarquera plus
visiblement par la saignée générale, que
par les sangsues. Les bons effets que l'on
attend directement de la saignée dériva-
tive ou même révulsive, seront toujours
incertains par les sangsues, quel que soit
le lieu d'élection de la saignée, parce que

cette marche est trop lente. Hippocrate indique qu'il faut faire des expériences sur les maladies elles-mêmes et épargner aux malades, de dangereux essais qui sont absolument étrangers à la nature. Le moment de la guérison n'atteste pas toujours le succès; les règles de l'art établissent la durée d'un traitement conforme aux progrès réels ou présumés de la maladie, qu'il faut bien connoître avant de vouloir en tenter la guérison. Toutes ces réflexions seroient appuyées au besoin d'une foule de faits de pratique, que je passe ici sous silence pour ne pas dépasser les bornes que je me suis prescrites. Comme depuis plusieurs années j'ai suivi et traité les malades soit à domicile, soit ceux qui se trouvent inscrits sur les registres du bureau de charité, faubourg S.-Antoine, rue Ste-Marguerite, n. 33, j'espère que mes observations mériteront la confiance du public et des lecteurs.

Nous ne terminerons pas cet opuscule sans consigner ici les sentimens de notre reconnoissance.

Nous avons cité souvent les manuscrits de la Bibliothèque du Roi ; cette Bibliothèque est fort riche en manuscrits grecs. Nous profitons de cette occasion pour témoigner notre profonde gratitude à MM. *Gail* et *Hâse*, conservateurs des manuscrits, pour l'extrême complaisance qu'ils ont mise dans le temps à nous les communiquer. Il est également de notre devoir de rappeler à la mémoire de nos lecteurs, feu Langlés, savant orientaliste, qui nous a spécialement remis entre les mains, tous les manuscrits d'Hippocrate et de plus deux manuscrits grecs inédits de Galien, que nous avons eu la permission de copier pour les faire imprimer. On les trouvera publiés pour la première fois dans l'édition grecque la-

tine des œuvres de Galien, dédiée à Sa Majesté le roi de Saxe; par le savant M. Kuhn, professeur en chirurgie à l'Université de Leipsick. Il nous a fait l'honneur de nous choisir pour cette utile découverte, à laquelle nous nous sommes engagés à l'exclusion de tout intérêt personnel; comme il nous a publiquement rendu ce témoignage, dans sa préface du 1er vol. in-8. imprimé à Leipsick, en 1821, nous lui exprimons ici tout le plaisir que nous a causé son beau travail, que nous avons reçu avec la plus vive reconnoissance.

FIN.

9 782329 215563